AYUNO INTERMITENTE Y LIMPIEZA HEPÁTICA

GUÍA COMPLETA

Chris Díaz

ÍNDICE

INTRODUCCIÓN

¿Qué me dirías si te dijera que hay una forma de perder grasa, de aumentar tus defensas, retrasar la oxidación celular y, por tanto, el envejecimiento? ¿Y también de ayudarte a regular la presión arterial, el azúcar en sangre y el colesterol malo? ¿Una manera de potenciar tu energía vital, de desintoxicar tu organismo, mejorar tu aspecto físico y el estado de tu piel y que, además, no tiene nada de artificial ni de antinatural?

Pensarías: "ya está otro vende humos charlatán intentando venderme algo". Pero nada más lejos de la realidad. Estoy vendiendo mi libro, sí, evidentemente, pero deseo también que conozcas todo lo necesario para mejorar tu salud en muchos aspectos a través del ayuno intermitente y la limpieza hepática.

Imagina que, durante años, tras las digestiones, se fabrican grandes cantidades de toxinas que se van acumulando tras cada comida y, gracias al ayuno, podemos reducir de una forma radical esa toxicidad acumulada. Y no sólo eso. Con el ayuno vamos a ser capaces de educar a nuestro cuerpo para que acelere la capacidad de desintoxicación y utilice las reservas de grasa que tenemos acumuladas como fuente de energía. De esta forma, estaremos más sanos, más delgados, la sangré fluirá mejor y tendremos más energía. Eso y muchos, muchos otros enormes beneficios para nuestra salud.

Pero permíteme presentarme: mi nombre es Chris Díaz, soy naturópata especialista en limpieza hepática, nutrición avanzada, iridología y vitalidad celular. En mis consultas, gracias a la información aportada por el cliente y, en ocasiones, confirmada por equipos tecnológicos de análisis no invasivo, doy formación y asesoramiento personalizado sobre hábitos alimenticios y complementos naturales para ayudar a mejorar la salud y calidad de vida de mis clientes.

Intento que las personas que me visitan, poco a poco, vayan conociendo y aplicando a sus vidas conocimientos como la dieta alcalina o dieta del pH, evitar alimentos de peor digestión o malas mezclas de macronutrientes, respetar el principio de asimilación de los alimentos, realizar limpiezas intestinales o hepáticas, practicar ayuno intermitente y apoyar los buenos resultados de su mejora con complementos naturales.

Son una enorme cantidad de personas las que son capaces de aprender, evolucionar y sanarse ellos mismos a través de medios naturales. Muchas de ellas son personas a las que la llamada "medicina oficial" les ha dado algo más que efectos secundarios: más bien unos tremendos daños irreversibles.

Hay mucho conocimiento interesante y muy poderoso a nuestro alcance, y pocas páginas para resumir lo que he aprendido a través de mis años de experiencia y que me encantaría compartir contigo, pero voy a intentarlo:

La dieta alcalina impide que casi todas las enfermedades se desarrollen o avancen, ya que son en su mayoría ácidas y vienen producidas por la toxicidad y la inflamación que ésta provoca y, en un entorno alcalino, las enfermedades no pueden existir.

La limpieza intestinal y la limpieza hepática son las formas más rápidas y eficaces para eliminar, en unas horas, una buena parte de la toxicidad que ha estado acumulada en nuestro intestino, hígado y vesícula desde hace muchos años.

El ayuno intermitente es la ÚNICA manera de eliminar más toxinas de las que acumulamos día tras día.

Si tu mente está preparada, sigamos, si no, es mejor que devuelvas este libro y sigas con tu vida tal y cómo lo estabas haciendo hasta ahora. Pero si crees que necesitas hacer cosas diferentes para obtener resultados diferentes, si sabes que aún puedes aprender mucho en esta vida y mejorar en diferentes aspectos, por favor, sigue aquí conmigo.

Recuerda:

"Es más fácil engañar a la gente, que convencerlos de que han sido engañados"
Mark Twain

Es el momento de quitarnos la venda que nos pusieron y, de descubrir juntos, las maneras más efectivas y naturales que existen para recuperar, mantener o potenciar nuestra salud natural.

Tu cuerpo tiene la capacidad natural de la AUTOCURACIÓN. Como cada una de las células de cada uno de los organismos vivos de este planeta, está programado para la supervivencia.

A través de alimentos de baja calidad o cargados de químicos artificiales dañinos, difíciles de digerir, malas mezclas de alimentos o exceso de cantidades y todo tipo de tóxicos, desequilibramos nuestro organismo. Pero la capacidad de la autocuración no desaparece por completo casi nunca. Siempre se puede mejorar, siempre hay luz al final del túnel, siempre hay esperanza. Si somos capaces de; darle a nuestro cuerpo una alimentación natural, unos descansos largos sin comer llamados ayunos intermitentes, para que acelere su capacidad de desintoxicación, si practicamos ejercicio y tomamos unos buenos complementos naturales, seremos capaces de recuperar el equilibrio de nuestro organismo y su capacidad de autocuración.

Las medicinas no curan, es tu cuerpo el que sana. Es tu cuerpo el que vuelve a su cauce y se recupera. Pero tú eres el que puede ayudarle a conseguirlo desde ahora.

CAPÍTULO 1

¿QUÉ ES EL AYUNO INTERMITENTE?

El ayuno no es algo desconocido para nosotros. Todos hacemos ayuno. Sí, sí, tú también. Cada vez que duermes, estás ayunando sin querer y quizá hasta hoy, sin saberlo. No es una broma, más bien es un momento increíble, casi mágico y muy necesario en el que, el organismo, de forma automática, aprovecha para regenerar, depurar, desinflamar, desintoxicar, sanar. Y no tenemos que hacer ningún esfuerzo extra, simplemente es algo que sucede, algo que, el cuerpo, como máquina perfecta que es, pone en marcha para hacer un reseteo, una puesta a punto, un ¡suelten lastre! para caminar más ligero.

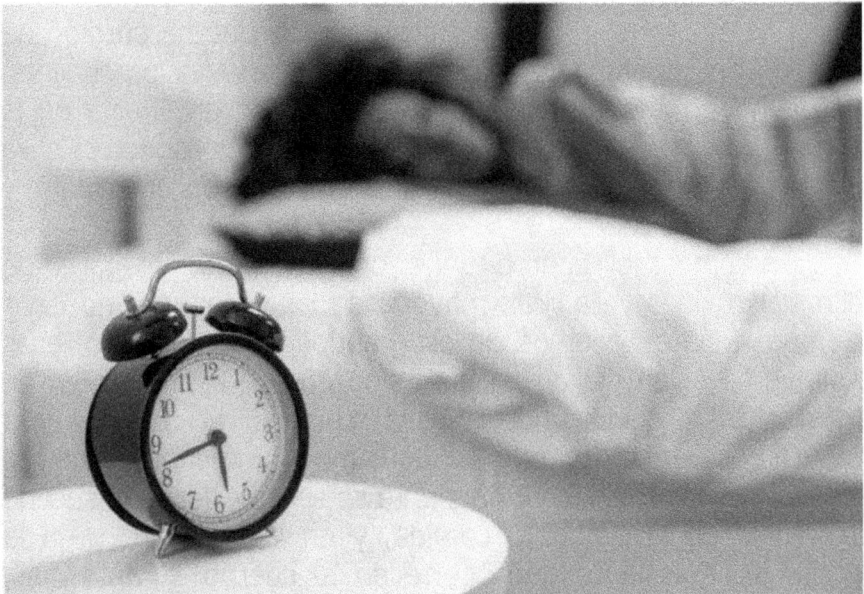

Practicar ayuno o ayuno intermitente no es otra cosa que alargar ese proceso de desintoxicación y sanación unas horas más. Es prolongar, durante el día, el proceso de limpieza que realiza nuestro cuerpo durante el sueño de la noche. De esta forma, conseguimos eliminar más toxinas de las que creamos y somos capaces, poco a poco, de ir reduciendo la inmensa cantidad que tenemos acumulada en el organismo de años y años de comer mal, de restos de medicamentos, alcohol polución, cosméticos, etc. Resumiendo, cuando el cuerpo no recibe alimentos del exterior, se dedica a resolver y mejorar su estado interior.

"Gracias al ayuno intermitente y a la autofagia, nuestro cuerpo consigue el combustible de la grasa para generar energía y le da los "bloques de construcción básicos" necesarios para la renovación celular."
Yoshinori Ohsumi, Nobel de medicina en 2016

El ayuno no es una locura moderna que ha surgido de la nada de repente. Es un método que se lleva practicando desde hace miles de años en Asia e incluso en Grecia en la época clásica, para mejorar la salud en muchos aspectos: para ayudar a aumentar tu energía vital y concentración y desintoxicar tu cuerpo.

Veamos: el cuerpo tiene una capacidad limitada de eliminar toxinas y, la gran mayoría de las veces, por no decir siempre, nos excedemos de esa cantidad. Por lo tanto, esas toxinas no salen del organismo, sino que se acumulan en él, inflamando y acidificando todo a su paso. El cuerpo, para reducir esa inflamación, segrega moco intestinal, que se mezcla con las toxinas y finalmente se seca. Y después sucede lo mismo en la siguiente comida, y en la siguiente y en la siguiente. Esto es lo que ocurre en tu cuerpo durante días, meses y años. Así que imagina las capas y capas de toxinas que se encuentran sedimentadas y acumuladas en nuestros siete metros y medio de intestino.

Creo que es importante, sino obligatorio, hacer ayuno intermitente, limpiezas intestinales y hepáticas para eliminar las toxinas que llevan años en nuestro interior.

Pensamos que lo que comimos hace un día ya no está en nuestro cuerpo, pero no es así. Cierto que no permanece el alimento como tal, pero los residuos que éste provoca sí. Y la gran cantidad de toxinas que llevan toda nuestra vida acumulándose, entorpece el buen funcionamiento de nuestro cuerpo: se reduce la capacidad de eliminar toxinas al igual que la velocidad de depuración, la asimilación de nutrientes empeora, la acumulación de grasa aumenta, la tensión sanguínea también y, en conclusión, muchas de las funciones del organismo se realizan peor.

El hígado es el encargado de limpiar la sangre cada 3-4 minutos y, si lo sobrecargamos durante años y años, si lo saturamos con exceso de comida, malas mezclas de alimentos o productos procesados, con azúcar o harina refinados, fritos, refrescos gaseosos, etc, no la limpiará como es debido, permitiendo que esa intoxicación sea cada vez mayor y, por un lado u otro, terminemos con un problema grave de salud.

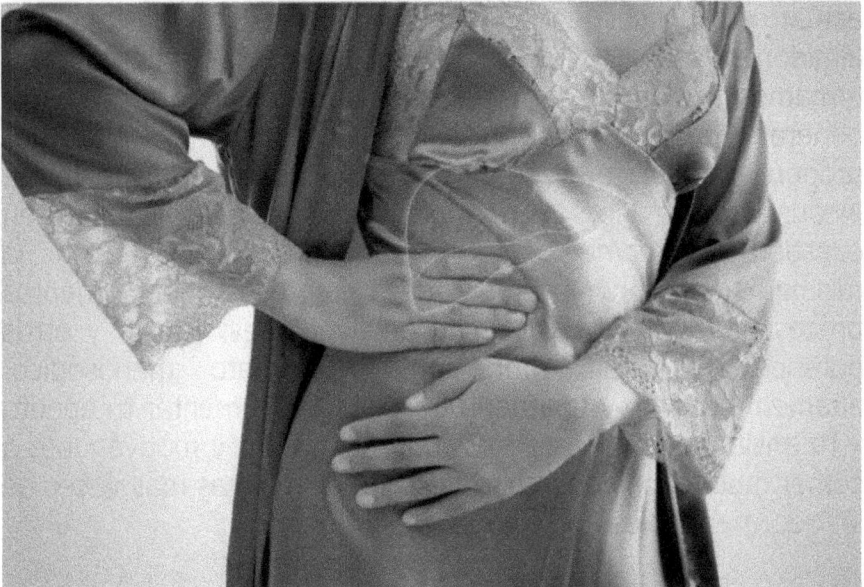

Factores de intoxicación

- **Malas mezclas de alimentos:**

He querido comentar primero este motivo porque creo que es el más común. Comemos y comemos mezclando todo tipo de alimentos sin saber realmente si nos están sentando bien o si se asimilan de la forma adecuada. Tras tanto tiempo alimentándonos mal, posiblemente no notemos mucho los efectos de hinchazón, acidez, ardor, cansancio, o los tomemos como naturales. El cuerpo es muy sabio y se protege contra los ataques frecuentes segregando hormonas y realizando otras funciones para que no notemos apenas síntomas desagradables y, cuando no es así, puede ser por dos motivos: o nuestro cuerpo está tan sano y desintoxicado que notamos la mínima alteración negativa y así la podemos corregir rápidamente, o nuestro cuerpo ha llegado a un nivel de intoxicación tan alto que ya no puede más, y lo que podría ser un leve síntoma se ha convertido en un grito desesperado de ayuda.

La dieta, cuanto más sencilla mejor. Y no es cuestión de ser aburrido u obsesionarse. Es cuestión de informarse y actuar en consecuencia. Por muchos es sabido que los almidones son difíciles de digerir, pero, sin embargo, los tomamos a menudo y casi a diario. Son altamente adictivos, generan unas hormonas llamadas dopaminas que nos proporcionan placer y sentimiento de bienestar y, de forma inconsciente o no, lo relacionamos con ese alimento en cuestión y lo comemos a menudo para volver a sentir la misma sensación. Las grandes empresas de alimentos procesados lo saben y abusan de almidones, azúcar y otros potenciadores de sabor como glutamato monosódico, altamente dañino y una neurotoxina, para aumentar tu apetito y tu ansia por comer, estimulando tu cerebro y motivándote a comer mucho más de lo que necesitas y muchas más veces de las recomendables.

De nosotros depende salir de este ciclo de ansiedad y malos hábitos, que sólo nos lleva a perder nuestra salud y energía vital, acumulando toxinas en nuestro organismo y convirtiéndonos en alguien que ve la vida pasar y no hace nada por mejorar, alguien que simplemente acepta lo que es como algo inevitable.

Tú puedes cambiar desde ya, tú puedes lograr mejorar, tú mereces estar sano y con más energía y la edad no tiene por qué ser un condicionante ni una excusa para sentirte menos activo. Mi abuelo de 102 camina sin bastón y no para quieto durante todo el día. Evidentemente, no corre la maratón cada mes y ha visto mermadas muchas de sus capacidades, pero desde luego está mucho mejor que otras personas que yo he visto de 80 años. De ti depende ser alguien que lucha por mejorar o simplemente aquel que acepta lo qué es como algo que no se puede cambiar.

- **Cantidades excesivas de comida:**

A todos nos encanta comer. Es uno de esos placeres que nos hace disfrutar de la vida, del momento y una oportunidad para compartir con nuestros seres queridos. Sabores diferentes o tradicionales, olores nuevos o que nos transportan a otra época o situación vivida... lo cierto es que la comida es toda una experiencia que estimula casi todos nuestros sentidos. Así que, cuando llegamos a casa, después de un día duro de trabajo, o cuando nos reunimos con nuestros amigos o familiares, sólo queremos comer y beber de todo hasta que el cuerpo diga basta. Hasta sentir que ya no entra ni una pizca más. Después viene el sueño, la hinchazón, el ardor o la acidez.

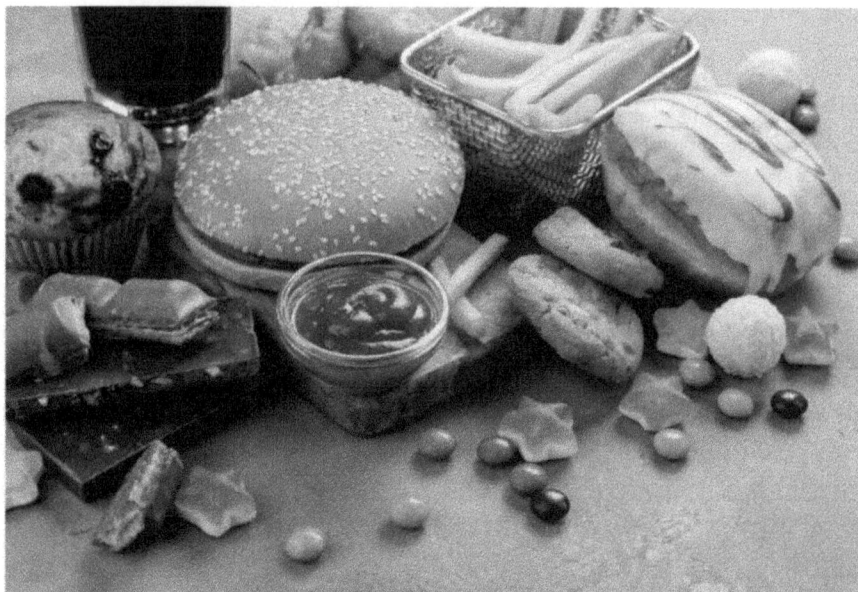

Una buena siesta y a funcionar de nuevo. Y no nos paramos a pensar en que no hay nada de natural en eso, o en que el cuerpo nos está diciendo que lo que acabamos de hacer es excesivo. Si nos quedamos sin energía después de comer, puede ser por varios motivos: o la mezcla de macronutrientes (almidón o hidratos, proteínas y grasa) no ha sido la más adecuada, o la cantidad de comida que hemos consumido ha sido demasiada o el alimento que comimos no se digiere bien.

Todos sabemos o, al menos, deberíamos saber, que hay un punto en la comida donde sentimos que ya estamos satisfechos, que hemos llegado a nuestro nivel ideal, aproximadamente al 70-80% de la capacidad física del estómago. Pero siempre o casi siempre rebasamos ese nivel. Estamos demasiado motivados por el hambre, el estrés o la ansiedad o distraídos por la celebración o la conversación que se está dando en la mesa.

Si el cuerpo, como hemos hablado, tiene una capacidad limitada de eliminar toxinas, también tendrá una capacidad limitada de procesamiento de alimentos. Y, si nos pasamos, parte de ese alimento no se digerirá correctamente, fermentará, se convertirá en toxinas y acidificará e inflamará nuestro organismo, además de aumentar nuestra carga tóxica y grasas acumuladas, a la vez que satura y sobrecarga nuestro hígado e intestinos de trabajo pendiente.

Este es uno de los errores más comunes que todos cometemos y que provoca, a la larga, si lo convertimos en una costumbre, todo tipo de desequilibrios y trastornos que pueden ser muy graves.

- **Medicamentos:**

Otro de los motivos más comunes de acumular tóxicos en nuestro organismo. Hay muchas personas que creen que los medicamentos son inocuos, es decir, que no producen ningún daño. Entonces ¿por qué te recomiendan un protector de estómago cada vez que te recetan uno o dos medicamentos?

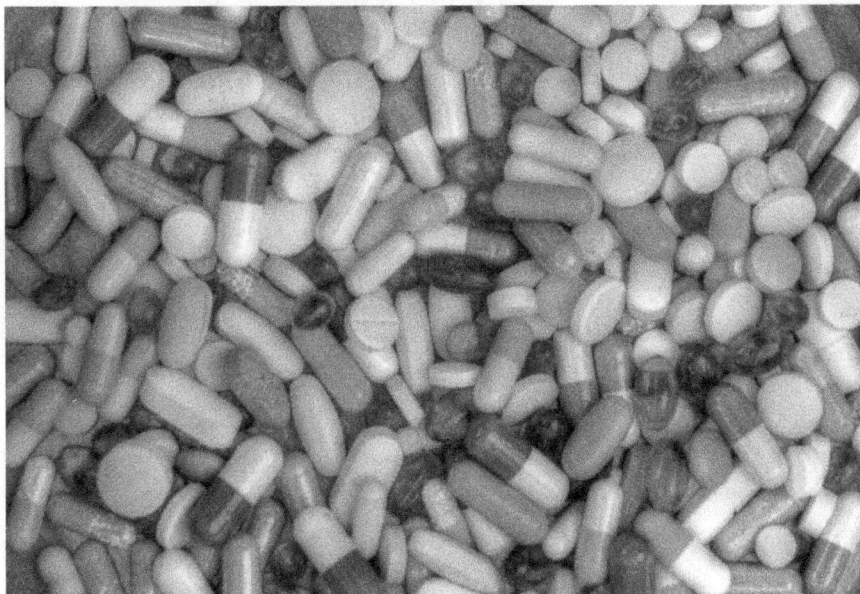

¿Por qué casi todos los que han pasado tras un tratamiento de antibióticos quedan con problemas intestinales y estomacales? ¿Y esa lista interminable de efectos secundarios? No, no son inocentes medicinas como una infusión de manzanilla o un té de jengibre. Las medicinas de farmacia son drogas de laboratorio y las drogas anestesian, alteran y enmascaran síntomas, pero no suelen erradicar la causa del problema. Es el cuerpo el que, tras un tiempo determinado, se cura a sí mismo, con mayor rapidez y eficiencia después de una etapa de ayuno o de alimentación natural y saludable.

Hemos olvidado nuestra capacidad de autocuración. No recordamos nuestro poder de sentirnos bien sin más medicina que comida sana, buen ejercicio y pensamientos positivos. Pero claro, es mucho más fácil tomar una pastilla, que enfrentarse a cambiar toda una vida de malos hábitos.

"Antes de curar a alguien, pregúntale si está dispuesto a renunciar a las cosas que lo enfermaron"
Hipócrates

Si sólo pudiéramos introducir unos leves cambios en nuestra forma de alimentarnos, como hacer ayuno intermitente y evitar las mezclas más incompatibles de macronutrientes, los cambios serían fantásticos: no acumularíamos tantas toxinas, no sufriríamos estreñimiento, bajaríamos de peso sin esfuerzo, regularíamos nuestra presión sanguínea, colesterol o azúcar en sangre, etc.

Todo depende de lo natural que sea la comida que consumamos. Es decir, resumiendo, si comemos alimentos o mezclas de alimentos que no se digieren bien, se pudren en el organismo a 36-37 grados centígrados y generan toxinas y residuos, acidifican e inflaman el organismo y éste, para protegerse, recubrirá las paredes intestinales con moco y parte de las toxinas, si no puede eliminarlas o recubrirlas de moco intestinal, las envolverá en grasa y las acumulará donde pueda.

Ayunando, entrenamos nuestro cuerpo para quemar la grasa nociva y tóxica que acumulamos, además de las toxinas que se encuentran por todo nuestro intestino y torrente sanguíneo, dificultando su normal funcionamiento y empeorando nuestra salud de diferentes maneras.

Pero claro, no todos estamos dispuestos a dejar de comer unas horas o durante días para recuperar nuestra salud natural. Es mucho más fácil y cómodo tomarse un medicamento de farmacia y así no tener que cambiar nuestra forma de alimentarnos, que ha sido la que nos ha llevado a esa situación. Esperamos que una pastillita "mágica" nos haga todo el trabajo mientras seguimos alimentándonos de una forma poco sana y destructiva. Es la ley del mínimo esfuerzo, pan para hoy y hambre para mañana. Es intentar que algo cambie sin cambiar nosotros nada en absoluto y así no es cómo se consiguen las grandes cosas.

Nadie o prácticamente nadie se quedó sentado en el sofá y cambió el mundo, o al menos su mundo. Es necesario voluntad, investigación, prueba, interés por conocer por qué ha ocurrido este problema y aprender las mil y una maneras para evitar que suceda de nuevo. Porque si no, de otra forma ¿qué nos queda? ¿tomar una pastilla que reduzca nuestro colesterol de por vida? Y si funciona, sin cambiar nuestra forma de alimentarnos, una vez que lo haya reducido ¿cuánto tiempo crees que tardarán los niveles de colesterol en volver a subir si comemos igual de mal?

Todos, repito, todos los medicamentos de farmacia tienen efectos secundarios. Y son muy reales y peligrosos, y la gran mayoría de ellos prácticamente irreversibles. He visto personalmente casos de personas que perdieron su salud para siempre, por un problema leve que trataron con múltiples medicamentos que les recetaron y les ocasionaron problemas peores que el que querían solucionar.

Se me saltaban las lágrimas al conocer un caso, en el que una persona se había quedado ciega por un corticoide que le recetaron para una supuesta fisura de costilla que, aparentemente, no sanaba. ¡Ciega! Por eso, entiende mi postura si remarco que los medicamentos son muy peligrosos.

Son drogas y las drogas no curan. En su lugar anestesian, ocultan, adormecen, alteran, pero no curan. Pueden dar una ligera mejoría sí. Pero es el cuerpo el que se cura. Y tu cuerpo tiene el magnífico poder de curarse solo, de regenerarse, de desintoxicarse, de sobrevivir. ¿Por qué no querríamos allanarle el camino y ayudarle a que cumpla esa bella y necesaria función?

CAPÍTULO 2

BENEFICIOS DEL AYUNO INTERMITENTE

Esta es una pequeña lista de los diferentes efectos positivos del ayuno intermitente o total en tu cuerpo. Es posible que haya algún beneficio más, pero quiero mostrarte los que, según mi punto de vista, me parecen más importantes.

El hecho de dejar de comer durante un intervalo de tiempo permite al cuerpo ocuparse de sus asuntos internos y mejorar de muchas formas:

Acelera tu capacidad de desintoxicación

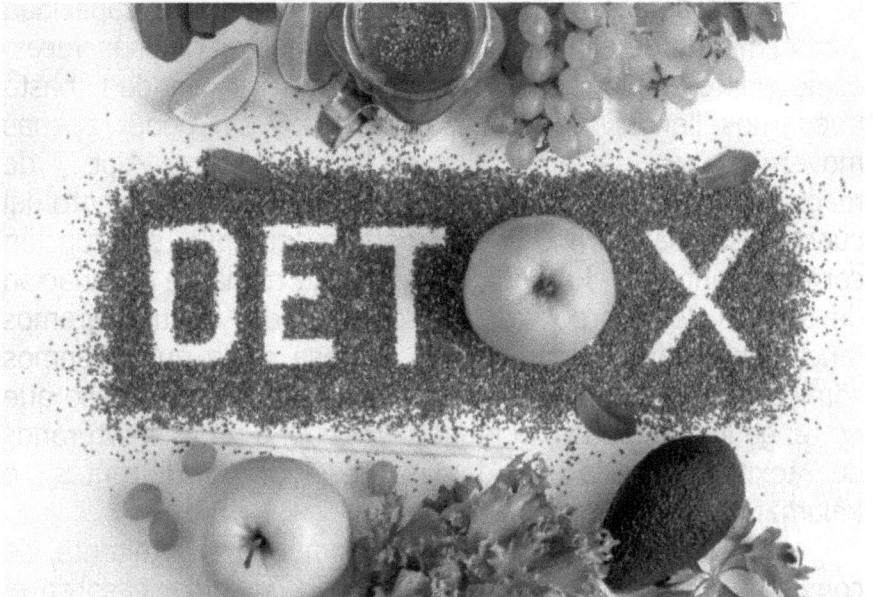

Si hay algo que debemos tener claro es que, cada vez que comemos, se acumulan toxinas y residuos de los alimentos que no se han asimilado correctamente. Y eso sucede en la gran mayoría de los casos, nos guste o no. Comer almidones como arroz, cereales, harinas o tubérculos, ya de por sí es bastante indigesto, por muy buenos que estén, y si los mezclamos entre sí, o con proteínas, la indigestión será mayor aún, favoreciendo que fermente el alimento en nuestro cuerpo y, por lo tanto, se convierta en toxinas que acidifican, inflaman y se acumulan.

Al no comer, o al comer más tarde de lo que estamos acostumbrados, estamos dejando un tiempo extra muy beneficioso para que el cuerpo elimine una pequeña parte de la cantidad de toxinas que tenemos acumuladas desde hace años. Dejamos los filtros del cuerpo libres de procesar alimentos y entonces, las toxinas que están en movimiento por el organismo pueden salir en mayores cantidades.

Recordemos que nuestro cuerpo tiene una capacidad diaria limitada de eliminar toxinas. Si comemos muchas veces, como por ejemplo cinco y, además, mucha cantidad, hasta quedarnos llenos, hinchados, cansados y sin poder apenas movernos y, además, mezclamos todo tipo de macronutrientes, los filtros de eliminación y procesamiento del cuerpo se saturarán y no podrán cumplir su función correctamente. Por lo tanto, la capacidad diaria de eliminación de toxinas del cuerpo se verá sobrepasada y acumularemos mucha más cantidad de toxinas y grasa de la que podemos eliminar. No existe el caso de una persona con sobrepeso que no tenga los intestinos, el hígado, vesícula o riñones saturados de toxinas, grasa y demás residuos acidificantes e inflamatorios.

Es por eso por lo que, realizar ayuno intermitente, se convierte en una prioridad en éste o en cualquier caso en el que una persona desee mejorar su salud de forma definitiva, natural y eficaz.

Reduciendo el número de comidas al día no solamente comeremos menos calorías, sino que aprenderemos a alimentarnos mejor y, poco a poco, iremos educando a nuestro cuerpo para que seleccione la grasa como fuente de energía y así también, logremos eliminar más toxinas de las que vamos acumulando para ir, de forma progresiva, reduciendo la gran carga tóxica que todos tenemos guardada tras años y años de malos hábitos alimenticios, consumo de medicamentos o drogas, alcohol, tabaco, contaminación, cosméticos, etc.

El resto de los beneficios, son todos consecuencia de éste. Anímate y descubre una manera increíble de mejorar tu salud de la forma más natural y lógica, dándole a tu cuerpo el tiempo que necesita para usar su poderosa capacidad de autocuración.

Aumenta tu energía vital

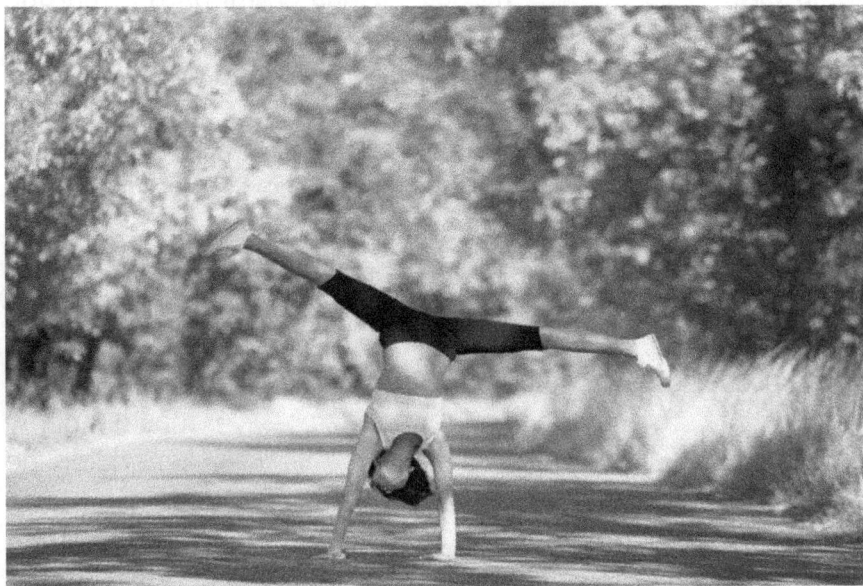

Normalmente relacionamos energía con comida, alimento con fuerza, y no siempre es así. Cuando educamos a nuestro cuerpo a que se alimente de la grasa corporal y empiece la autofagia, la energía aumenta de una forma espectacular. Puedo hablar desde la propia experiencia como, tras hacer un ayuno total de 4 días sólo con agua, el cuarto día me levanté lleno de energía, positividad, había aumentado mi concentración, mi capacidad mental y me sentía agradecido, absolutamente activo y dispuesto a realizar cualquier tarea.

Cierto es, que en el día 3 por la mañana me sentía mareado y bajo de energía, pero me hice una infusión sin endulzar para confundir al estómago y se me pasó la sensación en pocos minutos. ¿Cómo es posible entonces que, al día siguiente, cuando me acercaba a las 90 horas sin ingerir absolutamente ningún alimento, me encontrara mejor que nunca? Si, como dicen algunas personas, el ayuno no es bueno ¿por qué al cuarto día sin comer me sentía fantástico? Os lo diré: tenía muchas menos toxinas en mi organismo que días antes, mi sangre fluía más limpia, mis órganos de limpieza habían descansado de procesar comida durante años y años de forma excesiva y sin control.

Al final todo se resume a esto: la falta de energía, al menos en la gran mayoría de los casos, no tiene que ver con la falta de nutrientes o alimentos, sino con el exceso de toxinas. Si hacemos ayuno, ya sea total o intermitente, limpiamos el organismo, aligeramos la carga de toxinas del hígado, riñones, vesícula... por lo tanto, cumplen su función de limpiar el cuerpo mucho mejor y limpian la sangre de una manera más efectiva, por lo que ésta fluye más limpia y líquida, oxigenando todo nuestro organismo y llenándolo de vida y energía.

Poco más hay que añadir: comer en exceso no te dará más fuerza, te dará una sensación abusiva de placer pasajero aportada por la glucosa y las hormonas que se fabrican al ingerir alimento, pero eso es algo efímero y realmente, en exceso, a la larga es dañino.

Por supuesto, la glucosa y las hormonas son necesarias y muy importantes en el funcionamiento de nuestro cuerpo. No estoy diciendo lo contrario, sólo sugiero que comer cinco veces al día nos hace dependientes y adictos a la glucosa o la dopamina y no somos conscientes de lo malo que eso puede ser. Ya no comemos por alimentarnos o nutrirnos, sino por satisfacer nuestra ansiedad. Y esa no es la forma adecuada de alimentarse si queremos estar sanos y llenos de energía.

Te ayuda a perder peso

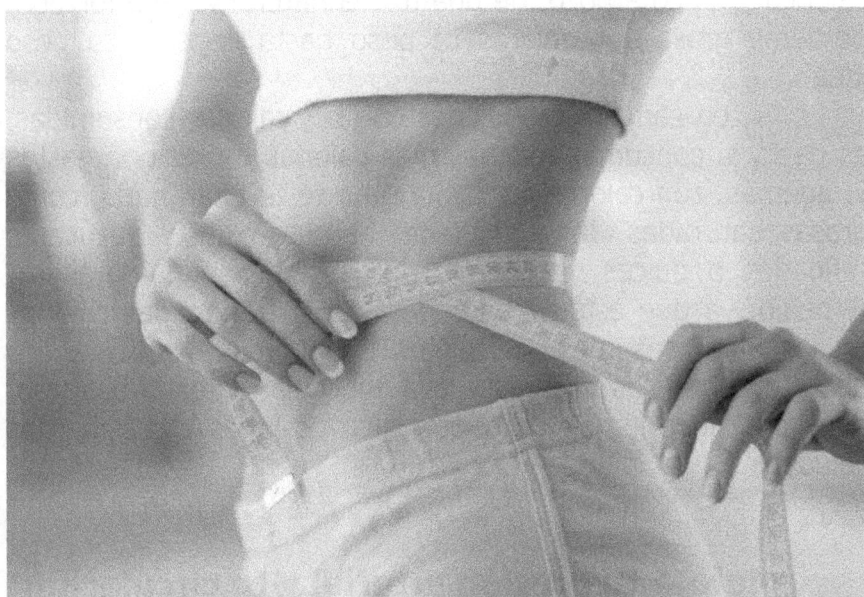

Al comer menos veces, eliminaremos más toxinas de las que acumulamos, el cuerpo empezará a deshacerse de ellas y de la grasa que las encapsula y se sedimenta por todo el cuerpo después de nuestros malos hábitos alimenticios.

A todos nos gusta vernos bien y en forma. No hace falta que sea verano para mirarte en el espejo y saber que quizá podrías mejorar un poco tu aspecto y, con él, tu salud.

Por todas partes vemos nuevas dietas, productos supuestamente milagrosos y artículos que hacen menear tu cuerpo como si no existiera un mañana, con la promesa de eliminar peso de una forma rápida y apenas sin sacrificio. Según mi punto de vista, la grandísima mayoría de esas dietas, máquinas vibradoras o cinturones faja son una auténtica tomadura de pelo, por no decir otra cosa.

Al final todo se reduce a esto: ¿quemas más calorías de las que consumes? Es decir ¿te mueves lo suficiente como para quemar más calorías que las que ingieres con tu comida diaria? Si la respuesta es sí, entonces entrarás en déficit calórico y, poco a poco, de una forma natural y nada forzada, perderás grasa y regularás tu peso hasta llegar a tu peso ideal.

Si, en cambio, te excedes con tus calorías consumidas, es decir, si consumes muchas más calorías de las que gastas y, además, son calorías vacías que no te aportan nada, como grasas saturadas, fritos, lácteos, harinas blancas, azúcares refinados o dulces y alimentos procesados, engordarás sin remedio, ya que estarás en superávit. Si comes más calorías de las que consumes, pero eres una persona que practica deporte, entonces crearas masa muscular y ganarás peso, pero en músculo, siempre que sean calorías de alimentos saludables.

Mejora tu presión arterial y tu circulación

De nuevo, este magnífico beneficio es debido a la mejora en nuestra capacidad de desintoxicación. Casi todos los complementos naturales que mejoran la circulación o regulan la presión sanguínea, tienen propiedades diuréticas y mejoran la función hepática y renal, además de reducir el riesgo de sufrir un accidente cardiovascular.

Los problemas de tensión alta o mala circulación suelen tener una causa común, que además suele ser la misma causa de la gran mayoría de enfermedades: el alto nivel de intoxicación del cuerpo.

Recordemos que las toxinas acumuladas tienen tres destinos. Se eliminan, se recubren de moco intestinal y se secan o se recubren de grasa y se acumulan en hígado, vesícula, arterias, etc.

Además, muchas de esas toxinas que no se pueden eliminar, se pondrán en movimiento por el torrente sanguíneo, ralentizarán nuestra capacidad de asimilación de grasas y muchas de ellas, se almacenarán en la propia grasa, por lo que, si deseamos reducir peso debemos, además de seguir una dieta saludable y practicar ejercicio, desintoxicar nuestro organismo.

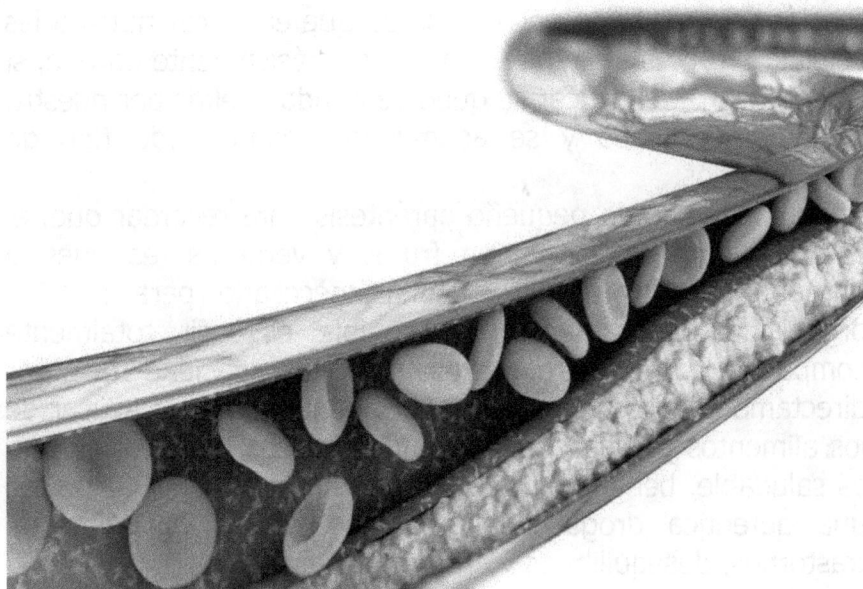

Esas grasas se depositarán en los lugares más recónditos que podrías imaginar. Pero, sobre todo, se acumulan en las arterias, facilitando la obstrucción de la sangre, aumentando el riesgo de problemas de alta tensión y accidentes cardiovasculares.

Haciendo ayuno mejoramos esta situación de una manera increíble. Como naturópata, he visto casos de personas con problemas de azúcar y tensión alta que los han solucionado totalmente con ayunos de 4 días. Increíble ¿verdad?

Regula tu resistencia a la insulina

Por muy raro que suene, este tipo de resistencia no es algo positivo. Tener resistencia a la insulina significa que nuestro organismo no permite que la insulina cumpla su función, que es la de encargarse de que el azúcar nutra a las células. Y eso es algo muy importante, básicamente porque, si eso no ocurre, el azúcar se quedará dando vueltas por nuestro torrente sanguíneo y se acumulará creando todo tipo de desequilibrios.

Hagamos un pequeño paréntesis para recordar que, el azúcar natural, presente en frutas y verduras, es nuestro nutriente básico, esencial y más necesario para nuestro organismo. Es altamente biodisponible, es decir, totalmente compatible con nuestro cuerpo y con la capacidad de nutrir directamente a nuestras células. Evidentemente, el azúcar de los alimentos procesados y refinados, dulces, bollería, etc, no es saludable, beneficioso o necesario en absoluto. Es más, es una auténtica droga legalizada que causa todo tipo de trastornos, desequilibrios y enfermedades.

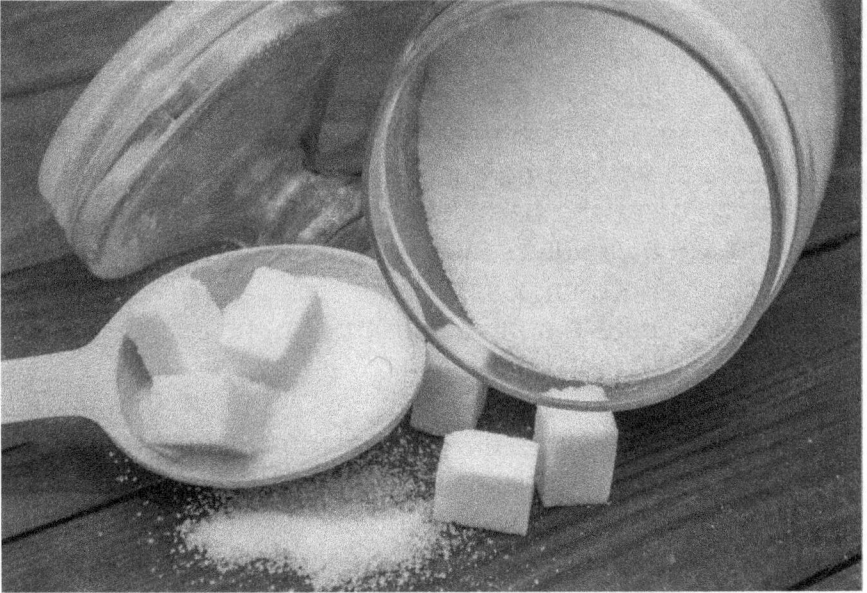

Tras los descubrimientos realizados en un estudio científico en 2013 por científicos de la Universidad de Connecticut, Estados Unidos, se confirmó que el azúcar blanco, es diez veces más adictivo que la cocaína. También estimula más neuronas y es, por lo tanto, un auténtico peligro para la salud, debido a lo fácil que es de conseguir y a la enorme y casi infinita variedad de presentación, formas y colores que nos ofrece el mercado. Además, se encuentra presente en casi todos los alimentos procesados que ofrece un supermercado.

El azúcar blanco ha pasado por dos procesos industriales muy agresivos que le arrebatan cualquier tipo de nutriente, vitamina o mineral que pudiera sernos útil. Entonces ¿para qué tanto esfuerzo? ¿por qué alguien querría gastar tanto dinero, tiempo y esfuerzo en volver blanca la panela, el azúcar negro o integral? Sencillo. Lo convierten en una sustancia mucho más adictiva, por lo que consumirás mucho más de cualquier alimento que lo lleve y, por supuesto, te hará más daño que el azúcar integral de caña original.

Pocas cosas acidifican más el organismo que el azúcar blanco. Además, nos dan una aparente energía al consumirlos, que no es otra cosa que una excitación del sistema nervioso por sobreestimulación, que luego disminuye y se convierte en falta de energía, debido a la gran cantidad de esfuerzo que debe hacer el cuerpo para poder digerirlo o eliminarlo. Cada uno que saque sus propias conclusiones.

¿No está rico un postre? Sí, lo está. ¿Es necesario o me aporta algo saludable a mi organismo? No, no es necesario y, el aporte de nutrientes será mínimo en comparación con los graves daños que podemos obtener a la larga, tras una alimentación abundante en azúcares refinados. ¿Hay que dejar de tomar azúcar blanco? Yo lo hice, tras averiguar todo lo que te acabo de comentar y cada día tengo más y más energía, sin café ni dulces. Por supuesto, puedes seguir tomando postres de vez en cuando, yo también lo hago, pero intenta cocinarlos tú. Será más interesante y satisfactorio y, además, tendrás la garantía de que se han usado ingredientes de calidad, un buen azúcar de caña, integral o ecológico, puestos a pedir lo mejor.

Volvamos a donde estábamos: el ayuno nos ayuda a regular la producción de insulina y disminuye nuestra resistencia a la misma, favoreciendo el reparto correcto del azúcar por nuestro organismo, disminuyendo los niveles de azúcar en sangre y regulando la producción de insulina por parte del páncreas.

Este es otro de los espectaculares beneficios que aporta a nuestra salud practicar ayuno. ¡Anímate y compruébalo por ti mismo!

Favorece una buena digestión

Al permitir que nuestro filtros de procesamiento descansen, todo el organismo y, en especial, el sistema digestivo, aprovechará ese "descanso" para dedicarse a limpiar y depurar el intestino. Iremos mejor y más veces al baño, se aliviará nuestro estreñimiento o diarrea, se reducirá progresivamente nuestra hinchazón abdominal, acidez o gastritis y, poco a poco, recuperaremos nuestra salud intestinal.

El ayuno intermitente debería motivarnos, no sólo para perder peso, sino para aprender a alimentarnos correctamente. No es una excusa para romper el ayuno comiendo lo que pillemos por el camino y abusando de comidas grasientas y poco saludables como lácteos, fritos, harinas, alimentos procesados y dulces. Si hacemos eso, en lugar de perder peso, conseguiremos que nuestro metabolismo se ralentice y empiece a acumular más y más grasas y toxinas.

Pero en cambio, si le damos a nuestro cuerpo comida sana y natural, si nos enfocamos en las frutas, hortalizas, semillas, cereales, algas y otras verduras y alimentos bajos en almidón, si bebemos nuestros dos litros diarios de agua, etc, estaremos motivando a nuestro cuerpo a que tenga buenas digestiones, elimine toxinas acumuladas antiguas de años atrás y podamos aprovechar todos los beneficios anteriores que hemos comentado.

La comida sana y natural favorece el movimiento de toxinas y, al dejar de comer por determinados períodos de tiempo, creamos la oportunidad para que estas toxinas salgan en mayores cantidades, limpiando nuestro intestino y mejorando también nuestra absorción de nutrientes.

Retrasa el envejecimiento

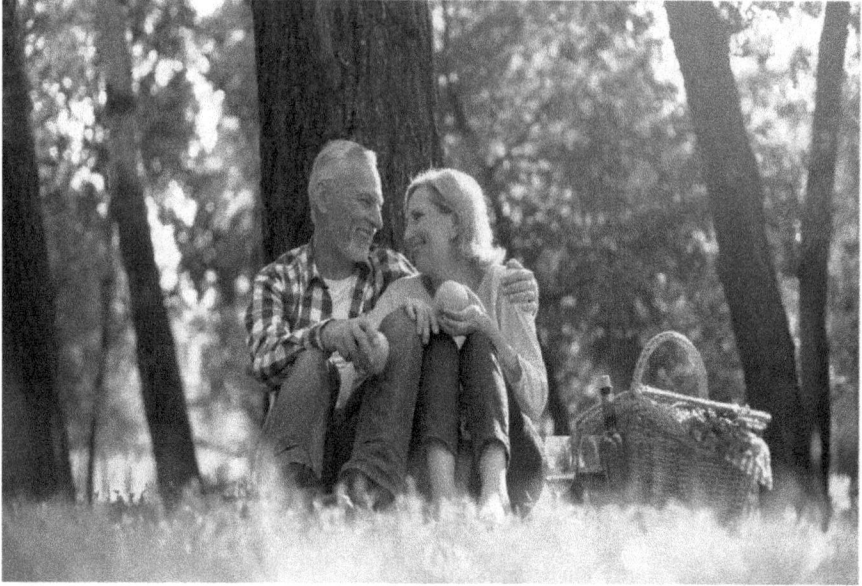

El envejecimiento se produce por la oxidación celular, y esta se ocasiona por diferentes motivos. El tiempo, el estado de salud, la alimentación, la edad, el género, los hábitos de vida, etc. Pero fundamentalmente, la oxidación se produce por los radicales libres o toxinas y, en cada digestión que realizamos en cada comida, se producen toxinas en mayor o menor medida.

Las comidas más sanas apenas producirán toxinas: la fruta o las verduras crudas como ensaladas o zumos verdes se asimilarán rápidamente y apenas requerirán de digestión. Aportarán muchos nutrientes, vitaminas, minerales y aminoácidos al organismo. Además, no necesitaremos mucha energía para digerirlos, con lo que no nos quedaremos como si nos hubiera pasado un tren por encima después de comer. Podremos seguir con nuestros quehaceres como si nada y no necesitaremos tanto tiempo de reposo, siestas y demás para volver a ser persona.

Cuanto más comes, más toxinas fabricas. Cuanto peor comes, más toxinas fabricas. Cuantas más toxinas fabricas, más envejeces. Así de simple.

Haciendo ayuno intermitente, reducimos el turno de comidas diarias e intentamos aprender a alimentarnos cada vez mejor, así que acumularemos muchas menos toxinas al día. Es más, seremos capaces de eliminar toxinas acumuladas de años atrás, con lo que liberaremos a nuestro cuerpo de una gran carga tóxica, y éste mejorará en muchos niveles y de muchas formas.

Así que, haciendo ayuno intermitente o total, la oxidación en nuestro cuerpo será mucho menor, consiguiendo así, de la forma más natural y efectiva posible, evitar la degradación de nuestras células y, con ello, retrasaremos el envejecimiento de una forma eficaz.

Estos son los efectos positivos, según mi punto de vista, más importantes y beneficiosos que nos aportará hacer ayuno o ayuno intermitente. Estoy totalmente seguro de que hay más, ya que, ayunando, conseguiremos un efecto en cadena tremendamente poderoso, que nos permitirá coger las riendas de nuestra salud con mano firme y recuperar o mantener el nivel de bienestar que todos merecemos.

CAPÍTULO 3

TIPOS DE AYUNO INTERMITENTE

Recuerda que estos ayunos son orientativos. Quizá puedes hacer más o menos horas de las recomendadas o en horarios diferentes a los que muestro, por eso ten presente que son una referencia.

Ahora, eres tú el que debes, poco a poco, adaptar esta manera de alimentarte a tu día a día, sobre todo para estar cómodo y para que te acostumbres a hacerlo de una forma suave y efectiva.

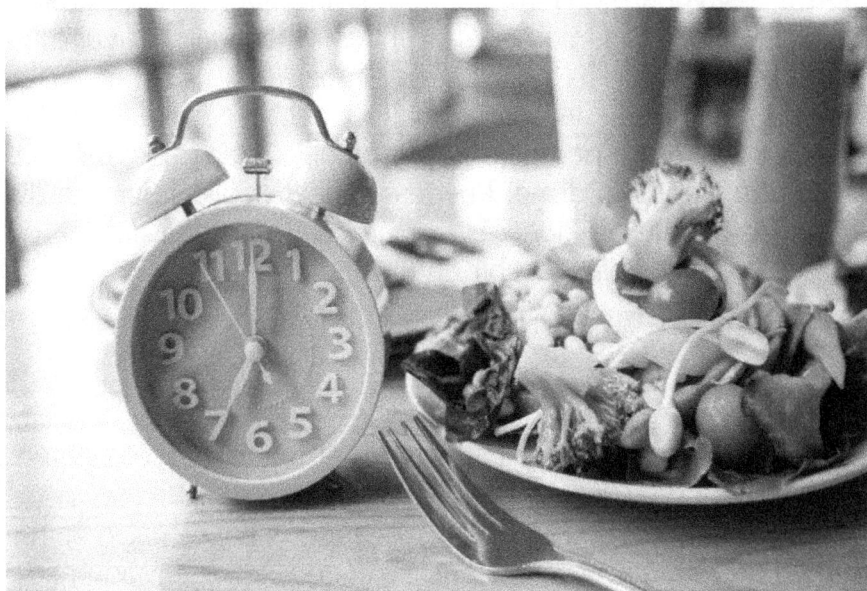

Estos son los tipos de ayuno más conocidos:

12-12

Es, según mi opinión, uno de los tipos más sencillos y fáciles de todos para, poco a poco, empezar a hacer ayuno intermitente.

Consiste en ayunar durante doce horas incluyendo las horas del sueño, por lo que solamente pasaremos 4 horas más despiertos sin comer nada. Podemos dormirnos a las 12pm y despertar a las 8am, desayunar a las 12am y el resto del día normal, o también podemos cenar a las 8pm e irnos a dormir a las 12am. La última opción sería levantarnos a las 8am y desayunar a las 10, comer cuando queramos y cenar a las 22. Pero recordemos que, después de comer, el ayuno no comienza hasta las tres horas tras acabar la digestión, así que intenta hacerlo de la forma más correcta posible. No hay porque empezar de golpe y cumplir todo a rajatabla, encuentra tu propio ritmo. Puedes empezar aplicándolo un día sí, un día no, hasta que te acostumbres y te veas capaz de hacerlo todos los días y subir de nivel.

16-8

Mi favorito sin lugar a duda y el que practico a diario. Ocho horas de sueño, levantarse y esperar cuatro horas antes de la primera comida del día, y después cenar cuatro horas antes de dormir. Le estamos dando un tiempo extra buenísimo a nuestro cuerpo para que se depure y elimine más toxinas de las que acumula.

De nuevo recuerdo que se puede ser flexible, hacerlo un poco antes o un poco después, cumplir 16 horas de ayuno o 14 seguirá siendo un triunfo, así que no te presiones, ve poco a poco y disfruta del proceso. En este tipo de ayuno, incluso antes, empezaremos a notar grandes cambios en nuestra salud: iremos más veces al baño, perderemos peso, tendremos más energía vital, desintoxicaremos nuestro cuerpo, nuestra piel se verá mejor, tendremos menos ansiedad por comer, etc.

1 comida al día

Dejémonos de tonterías. Este es el nivel profesional, al que muchos aspiran llegar, el nivel en el que seremos pura energía. Desde el tipo de ayuno intermitente anterior, habremos educado a nuestro cuerpo a quemar las reservas de grasa en lugar del exceso de comida que le estamos metiendo sin control, con lo cual, la energía será mucho mayor y nuestra vitalidad parecerá no tener límites.

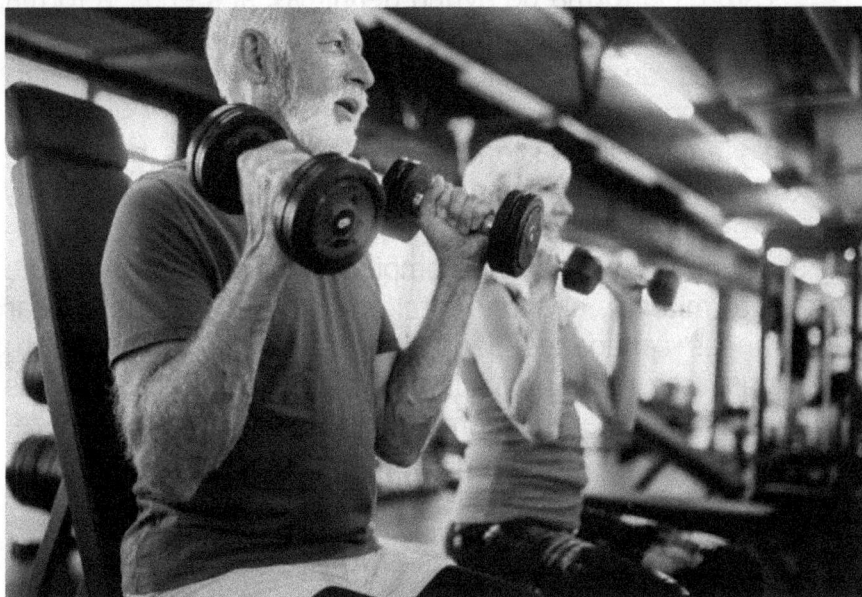

Este es un nivel de guerreros, aunque, según mi punto de vista, es difícil de mantener si te gusta entrenar o hacer cualquier tipo de deporte ya que, sobre todo al principio, tu organismo requerirá un mayor aporte nutricional y calórico que el que podrías darle con un sola comida. Igualmente, cada persona es un mundo y habrá mucha gente que se sienta cómoda en este nivel y, con mayor seguridad, si no entrena intensamente.

Tras varios años haciendo ayuno intermitente de 16-8, me siento bastante cómodo haciendo este ayuno de vez en cuando, pero me siento mejor cuando lo hago sin entrenar.

Puedes elegir sólo comer al mediodía o por la noche, pero, en mi experiencia, me ha gustado más hacer la única comida a la hora de cenar, sobre las 19 o 20. Me ayuda más a dormir bien y a pasar el resto del día siguiente sin hambre ni falta de energía.

Ayuno completo

Esta es la forma de ayuno definitivo, al menos la forma que nos permitirá dejar más tiempo los filtros de nuestro cuerpo libres de procesar alimentos, con lo que nuestro organismo empezará su aceleración (por eso se llama "fasting") en la eliminación de toxinas. Podemos practicarla una o dos veces a la semana, incluso varios días seguidos, pero no es en absoluto recomendable que empieces de golpe con este tipo de ayuno. Si no empiezas haciendo otro tipo de ayuno intermitente, el ayuno total o completo puede provocar que grandes cantidades de toxinas salgan de golpe de tu organismo, saturando tus filtros y provocándote síntomas bastante desagradables como diarrea, dolor de cabeza, náuseas, bajada de tensión, etc.

Si comenzamos comiendo más saludable y haciendo ayuno intermitente poco a poco, iremos reduciendo gradualmente la cantidad más reciente de toxinas acumuladas y, tras unos meses, podremos realizar ayuno total o completo sin molestias. Es normal sentir unos leves mareos o cansancio al principio, pero nada que no se vaya a regular tras unos minutos, horas o días, dependiendo de la persona, de las toxinas que tenga acumuladas y del tipo de ayuno que practique.

IMPORTANTE: si sentimos un bajón de tensión o mareo al realizar ayuno, podemos tomar una cucharadita de sal del Himalaya disuelta en un vaso de agua, lo cual nos hará recuperar parte de las sales perdidas en el proceso de limpieza del organismo y nos sentiremos mejor casi al instante.

Realmente el cuerpo nos "habla" a menudo y deberíamos prestarle atención, porque así obtendremos una información muy valiosa acerca de cómo nos estamos alimentando o de cómo nos estamos desintoxicando o intoxicando.

Experiencia personal

Puedo hablar desde mi experiencia y con total certeza, porque he comprobado que el ayuno funciona para mejorar la salud de maneras que no podemos imaginar o llegar a sentir totalmente.

Una de las maneras en las que me di cuenta fue durante mi tercer ayuno completo largo, o al menos largo para mí por aquel entonces, ya que fueron 95 horas sin comer.

Durante las primeras 48 horas no tuve prácticamente ninguna incomodidad, aunque mi mente me acechaba continuamente con la idea de comer platos que ni siquiera había probado en mi vida, atacándome con todo tipo de imágenes suculentas y tentadoras. Realmente, según mi opinión, la parte más compleja de superar del ayuno total es la mental, no la física.

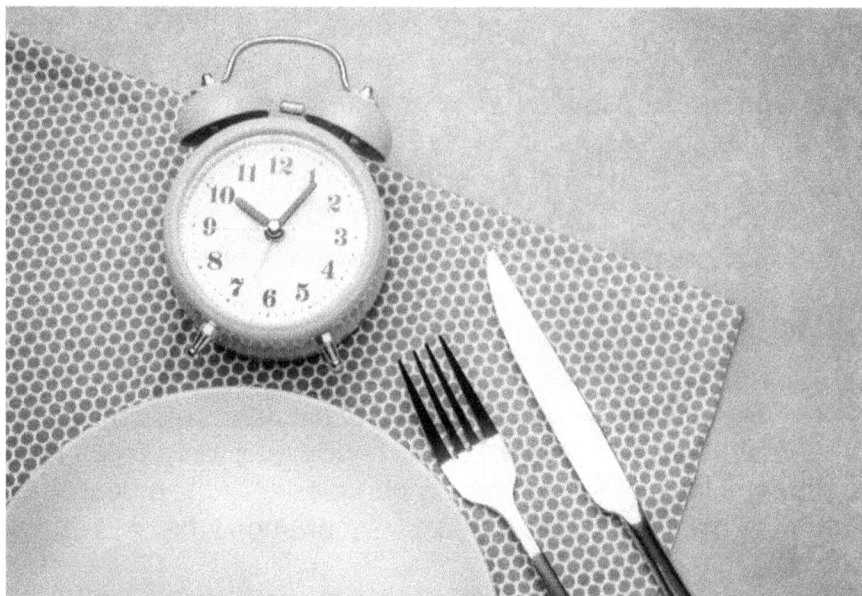

Físicamente disponemos de reservas para aguantar días y días sin comer. Mientras bebamos agua, todo irá bien y nuestro cuerpo se limpiará, pero mentalmente... eso es otro asunto. La mente tiene neurotransmisores que nos "recuerdan" que tenemos que comer. Es la abstinencia del cuerpo y del cerebro de las hormonas que nos ayuda a fabricar el alimento que comemos. Y se traduce en un bombardeo de sensaciones como estómago vacío y rugiente, ligeros mareos e incluso dolor de cabeza, todos esos síntomas también relacionados con el proceso de desintoxicación de tu cuerpo. Pero realmente es algo pasajero, que te indica que tu cuerpo se está limpiando y que, al dejar los filtros del cuerpo libres de su misión de digerir y procesar comida, te estás limpiando de la mejor manera posible y expulsando grandes cantidades de toxinas de malos hábitos alimenticios, comida basura, medicamentos, dulces y bollería, alcohol, tabaco, contaminación, etc, etc, etc.

Pero sigamos con lo que te contaba: al despertar en mi tercer día de ayuno completo, a punto de cumplir mis 72 horas sin comer nada en absoluto, me sentí un poco mareado, cansado, sin ganas de hacer nada y preguntándome a mí mismo por qué narices tenía que someterme a ese suplicio y pensando en qué demonios quería conseguir con eso. Me relajé, respiré profundo varias veces y decidí hacerme una infusión sin endulzar. Me sentó genial notar algo en el estómago, se me quitó el mareo que tenía que sólo me duró unos minutos y superé mi tercer día de ayuno completo.

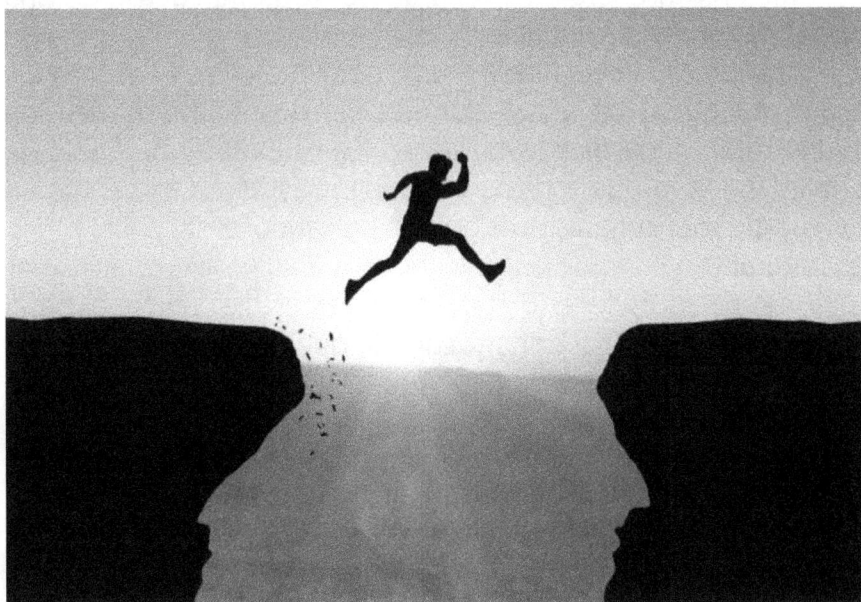

Ahora viene lo bueno: al despertar en mi cuarto día de ayuno total, sentí algo increíble. Una energía desbordante, mi mente estaba totalmente alerta, despierta, con los cinco sentidos agudizados al máximo y preparado para lo que viniera. Sentía que podía irme a correr una maratón o hacer lo que fuera porque estaba lleno de energía y vitalidad, positivo y agradecido. Nunca había sentido algo así. Entonces me di cuenta de que lo que estaba haciendo era algo espectacular y muy beneficioso para mi cuerpo, porque ese subidón de energía no era en absoluto normal ni lo había sentido en toda mi vida. Comprendí y confirmé que lo que había leído era absolutamente cierto, que no eran rumores o chismes de gente que no sabía lo que decía.

Pasar 95 horas de ayuno completo, sólo bebiendo agua y una infusión sin endulzar y, en las últimas 24 horas, notar como tienes más energía que la que has tenido nunca en tu vida, es como ver la luz tras años a oscuras. Había conseguido eliminar grandes toxinas de mi cuerpo y por eso mi sangre fluía mejor y la energía se repartía por todo mi cuerpo de una forma poderosa y saludable.

Además, te contaré otro detalle curioso, al menos según mi punto de vista: durante los dos primeros días de ayuno total, nada más levantarme, iba al baño, y no hablo de orinar. Imagino que todavía quedaban restos de alimentos en mi cuerpo y el organismo siguió expulsando deshechos, como es natural.

Pero aquí viene lo curioso: el tercer día, no fui al baño en absoluto, sólo a orinar, con lo que entendí que ya no quedaban residuos recientes que eliminar en mi intestino. Pero, al cuarto día por la mañana, fui al baño y, para no dar muchos detalles desagradables, de una forma peculiar. Ya no estaba deshaciéndome de restos de comida procesados o sin procesar, estaba literalmente eliminando toxinas que mi cuerpo tenía acumuladas durante quién sabe cuánto tiempo.

Si no fuera así, no me explico ir al baño los dos primeros días, no ir al baño el tercero y finalmente, ir al baño el cuarto día de una forma "diferente". Mi cuerpo había aprovechado esas casi 90 horas de ayuno que llevaba para deshacerse de tóxicos que estaban molestando y empeorando mi salud y bienestar. Fue todo un renacimiento y, desde luego, pienso repetir la experiencia de nuevo, al igual que pienso hacer otra desintoxicación hepática, como las cuatro anteriores que llevo hechas. Es una forma de superar tus límites, de eliminar tóxicos que pueden hacerte enfermar, de frenar el envejecimiento y de recuperar la salud y energía vital real que posees y mereces.

No tengas miedo de comenzar, las mejores cosas de esta vida se encuentran al otro lado del miedo, surcando el río de la incomodidad y caminando al lado de la constancia y el esfuerzo. Como decía en mi anterior libro "Tienes el poder de cambiar tu vida: salud, mente y alma": debemos descubrir, apreciar y practicar el beneficioso hábito de la "incomodidad positiva".

La clave está en la progresión

Como todo lo bueno en esta vida, el equilibrio en el ayuno intermitente se logra poco a poco, sin prisas, experimentando y ajustándonos gradualmente a este nuevo modo de alimentarse. De esta forma, lograremos adaptarnos sin molestias ni incomodidad y podremos seguir practicando este sanísimo hábito que mejorará nuestra salud de múltiples maneras.

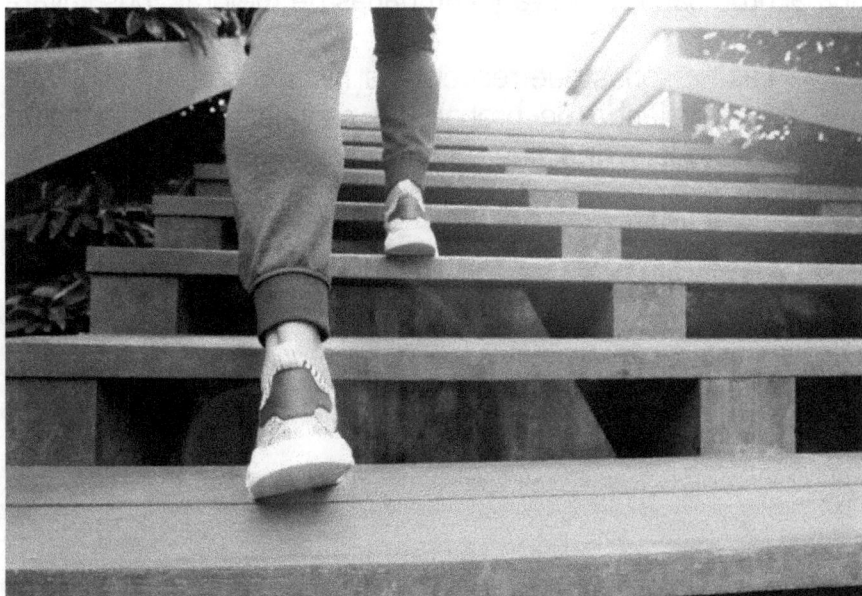

Si empezáramos de golpe a hacer ayuno, nos sentiríamos raros, mareados incluso, ya que grandes cantidades de toxinas se habrían puesto en movimiento y no estaríamos acostumbrados a esta sensación, ni mucho menos a la del estómago vacío pidiendo alimento. Le echaríamos la culpa al ayuno y a la falta de nutrientes y volveríamos de nuevo a nuestro viejo e insano hábito de comer 5 veces al día.

No te presiones ni te fustigues si a la primera semana no lo consigues, es más, ve disfrutando del proceso y de la gran decisión que has tomado, escucha a tu cuerpo y actúa en consecuencia.

Los límites están para superarlos, para dar lo mejor de nosotros y conocer nuevos niveles de productividad, felicidad, abundancia y salud. Sólo porque no hayamos oído hablar de algo no significa que no sea correcto o práctico. Quizá descubramos un conocimiento que nos cambie la vida cuando ya pensábamos que sabíamos todo lo necesario para vivir.

Una mente abierta, fértil y tolerante, curiosa y activa, que nos haga dudar, investigar, experimentar, siempre desde una actitud sana, positiva y con ganas de mejorar, nos llevará lejos.

Las personas que recuerda la historia son aquellos que tuvieron la valentía de probar, de caminar por un sendero poco transitado y finalmente consiguieron grandes logros. No te pierdas la oportunidad de conocer y sentir la mejor versión de ti mismo.

CAPÍTULO 4

PASOS PARA HACER AYUNO

INTERMITENTE

Como todo lo bueno en esta vida que perdura en el tiempo, practicar ayuno requiere de tiempo y dedicación, al menos para adaptarse al principio. De nuevo repito, no debemos practicar ayuno completo de golpe sin haber hecho ayuno intermitente primero, al menos durante un tiempo hasta sentirnos cómodos, porque podríamos tener sensaciones desagradables como mareos, dolores de cabeza, bajones de tensión y otros. Sé que puede sonar poco apetecible, pero estos síntomas sólo aparecen cuando hacemos ayuno total sin haber hecho ayuno intermitente primero y pueden ser agudos o molestos en ese caso.

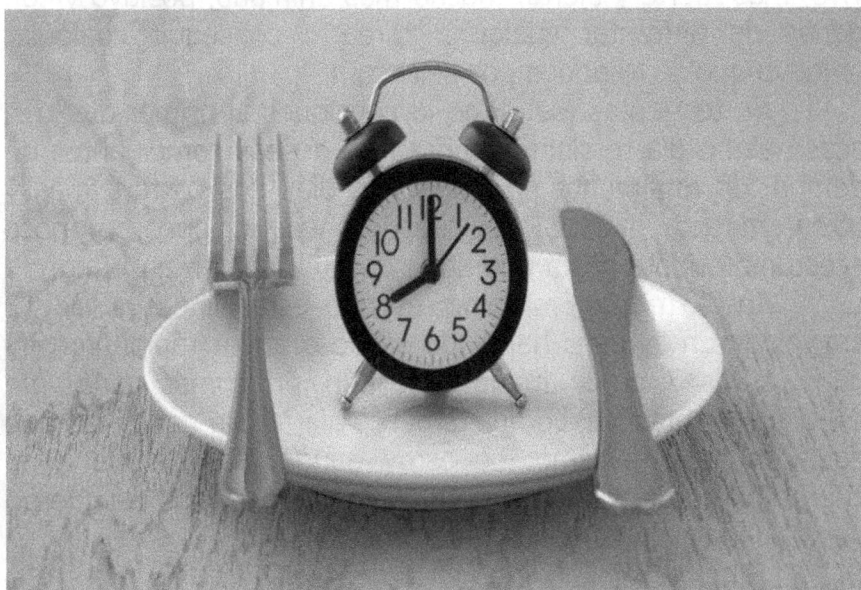

Qué sentirás la primera vez que hagas ayuno

Si realizamos ayuno intermitente por primera vez, lo que sentiremos será el estómago vacío, una falsa sensación de hambre, que no es otra cosa que la abstinencia de las hormonas que crea nuestro cuerpo cuando digiere alimentos y también, esa sensación de hambre está relacionada con la desintoxicación del organismo. Lo hemos relacionado con la falta de nutrientes y no es así, sino más bien una señal de que tu cuerpo se está limpiando.

Créeme, tras varios días sin comer, comprendes que comemos en exceso, porque tu energía va aumentando y llevas días comiendo menos de lo que estabas acostumbrado. Entonces ¿cómo es posible? Sencillo, tu cuerpo ha eliminado grandes cantidades de toxinas, el hígado está menos saturado y, como resultado, limpia mejor la sangre por lo que ésta fluye mejor. El oxígeno y la energía también se reparten mejor por tus órganos y el resto de tu cuerpo, por lo que te sientes más vivo, más fuerte y alerta, mucho más animado, positivo y con ganas de enfrentar cualquier tarea o conseguir cualquier objetivo que se te ponga por delante.

No te sientas mal si no lo consigues al primer día, o si acaso algún día te sientes cansado y deseas comer antes de tiempo, es totalmente normal. Unos días nos costará más y otros mucho menos, la cuestión es ir poco a poco acostumbrándote hasta que no te cueste nada en absoluto.

Ahora mismo, mientras escribo estas líneas a las 12 am, estoy en ayunas, habiendo salido a andar rápido con mi perro a las 7 de la mañana y, aún sin comer nada, me encuentro fantástico, completamente alerta, sin nada más que agua en mi organismo. Le estoy dando más tiempo a mi cuerpo para que elimine toxinas, dejando los filtros del cuerpo desocupados, sin alimentos que procesar.

Opción 1: pero vamos a lo importante: si quieres empezar a hacer ayuno o ayuno intermitente, es bien sencillo, empieza comiendo menos veces al día. ¿Y cómo lograremos eso de una forma cómoda? Poco a poco. Empieza retrasando el desayuno unas horas. En lugar de desayunar según te despiertes, espera una o dos horas. Tómate si quieres una infusión sin endulzar o una pieza de fruta los primeros días para engañar al estómago o a tu mente los días que sientas que te cuesta más llegar a la primera comida del día.

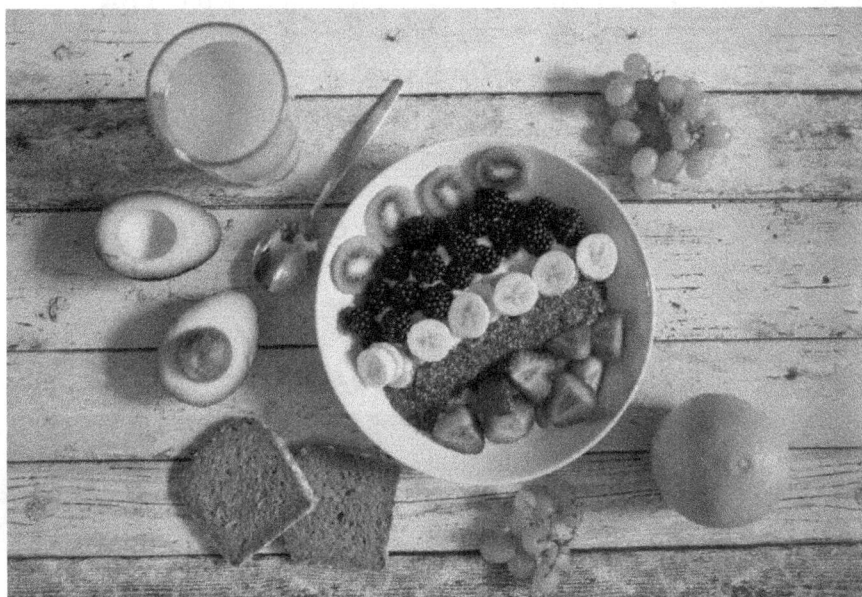

Si te levantas a las 8am y desayunas a las 8:30, intenta que sea más tarde, una hora por lo menos durante la primera semana. Llévate una pieza de fruta al trabajo, un té o infusión sin endulzar en una botella. Así, al menos sentirás que tienes algo en el estómago y los minerales de la infusión te ayudarán a aguantar más tiempo sin comer.

Si cenas a las 22 y te duermes a las 23, adelanta todo lo que puedas la cena, al menos una o dos horas. Notarás enseguida como duermes con mayor facilidad y te levantas más descansado, vas mejor al baño y tendrás más energía vital. Evidentemente ayuda tener una cena ligera sin almidón (harina, cereales, arroz o patata), ya que son difíciles de digerir o proteínas, que son excitantes. Fruta o verduras sería lo ideal.

El objetivo de todo este proceso de atrasar el desayuno y adelantar la cena es para conseguir, de forma progresiva, solapar una comida, es decir, eliminar una de las comidas que hacemos al día. De esta forma, alargaremos el tiempo de desintoxicación que se produce por la noche, empezaremos a eliminar más toxinas de las que acumulamos y, también muy importante, educaremos a nuestro cuerpo a que utilice la grasa que tenemos acumulada como combustible, en lugar de los alimentos que llevan horas o días incluso dentro del cuerpo esperando ser digeridos.

Opción 2: también existe otra posibilidad para empezar a hacer ayuno intermitente. Elimina directamente una de las comidas que hagas al día: lo mejor es empezar por la merienda, suele ser la más innecesaria o la que más fácilmente nos podemos quitar de en medio sin mucho esfuerzo.

Pasos para comenzar:

- *Empieza de forma progresiva comiendo menos veces. Proponte esta semana comer una vez menos, al menos unos cuantos días, es decir, reduce el número de veces que comes al día. Si lo haces cinco veces, pasa a cuatro, o si comes cuatro veces, a tres, etc.*

- *Por ejemplo, si cada día comemos cinco veces, la primera semana podemos evitar merendar. Y si hay días que sentimos que tenemos mucha hambre, podemos merendar ese día, pero nuestro objetivo final debe ser reducir, poco a poco, el número de comidas diarias.*

- *En vez de desayunar, comer, merendar y cenar, en este caso, evita la merienda o toma una fruta en su lugar si te ves muy hambriento. Marca tu propio ritmo y recuerda que, para empezar a mejorar, sólo hace falta dar el primer paso. Los cambios que realmente duran llegan sin prisas.*

- *Si cenas tarde, justo antes de irte a la cama, intenta cenar antes. Unas tres o cuatro horas antes de dormir si es posible, así estarás alargando el tiempo de ayuno y expulsarás más toxinas. Si sigues estas pautas, en poco tiempo estarás eliminando más de las que consumes y acumulas.*

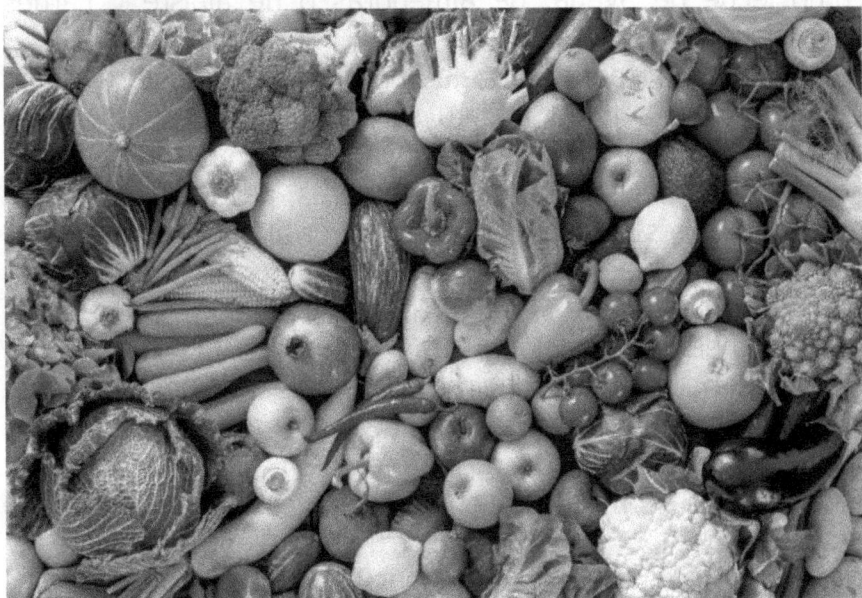

No olvides consumir frutas, verduras, semillas, frutos secos y algas de forma habitual, diariamente y, si es posible, de origen ecológico. Así agilizarás el proceso de desintoxicación, tendrás más nutrientes, vitaminas y las defensas más altas. **La comida ideal para romper el ayuno son verduras crudas o cocinadas, grasas saludables como aguacate o aceites vegetales crudos y proteína, a poder ser vegetal.**

También es altamente recomendable reducir al mínimo o gradualmente hasta eliminar del todo, el consumo de: lácteos, harinas blancas, arroz blanco, sal blanca, azúcar blanco, fritos, alimentos procesados como bollería y embutidos y proteína animal. Todos estos elementos no se asimilan fácilmente, no son bien procesados por nuestro organismo. Tienden a pudrirse, fermentar y generar un entorno ácido. Y un entorno ácido es el ambiente perfecto para que todo tipo de enfermedades se desarrollen. En su lugar, podemos tomar harinas integrales, arroz integral, sal del Himalaya, azúcar moreno o panela, bebidas vegetales, como leche de avena, de almendras o de alpiste y carnes vegetales o legumbres.

El secreto para una salud de hierro es la dieta alcalina. De esta manera mejorarás tu calidad de vida, tendrás más energía, dormirás mejor, te levantarás más descansado, regularás tu tensión arterial, perderás peso sin esfuerzo, tendrás mejores digestiones e irás mejor al baño, estarás más positivo y muchas cosas más. En resumen, ayudarás a tu cuerpo a que vuelva a recuperar el equilibrio natural y la capacidad de autocuración.

De nuevo recuerda que, casi todo lo bueno en esta vida, se consigue con esfuerzo y dedicación, no en un par de días. Ese trabajo que conseguiste te costó años de formación, tener cientos de miles de seguidores te costó meses o años, un buen físico o salud se construye con entrenamientos y alimentación saludable durante meses o años, así que no te preocupes o te agobies si ves que te cuesta adaptarte o conseguirlo al principio. Es absolutamente normal, somos humanos y necesitamos un período de adaptación. Además, es mejor así, porque los cambios no serán tan bruscos y podremos ajustarnos sin tanta incomodidad al nuevo hábito de ayunar.

Y cuando veas que tienes más energía, que bajas de peso apenas sin esfuerzo, que tienes mejor cara, que estás menos hinchado, que ganas masa muscular con más facilidad, que vas mejor al baño, que reduces tu presión arterial, tu azúcar y tu colesterol, te acabarás de convencer de que el camino que elegiste es el adecuado y terminarás de consolidar tu cambio.

Puedes hacerte un *planning* semanal, un horario donde cada semana desayunes una hora más tarde y, el día que sientas que no podrás lograrlo o que tienes mucho hambre, tómate una infusión sin endulzar o un vaso de agua, una pieza de fruta y sigue hacia tu objetivo sin estrés ni preocupación. Recuerda, es una carrera de fondo, no un sprint.

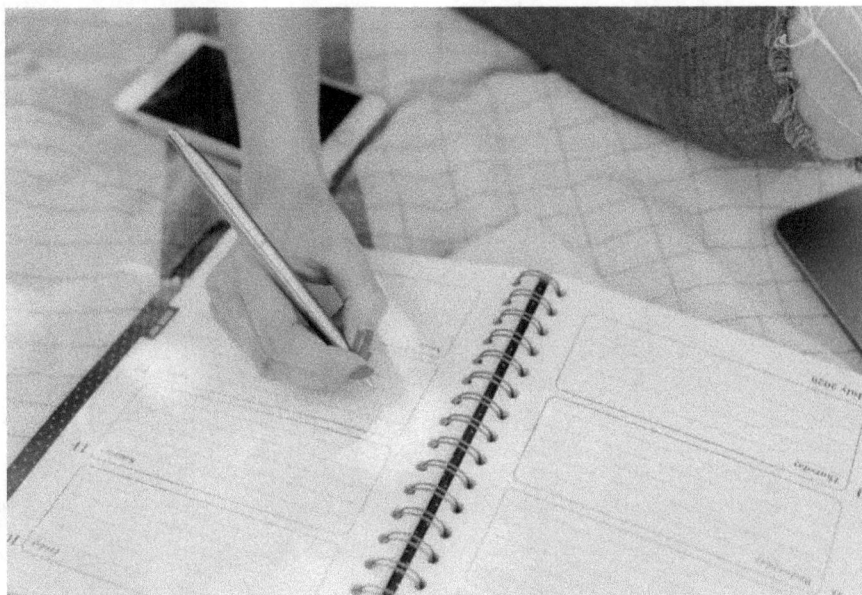

Podrás conseguir todo lo que te propongas con dedicación y entusiasmo, con disciplina, voluntad y buena actitud.

Los cambios son necesarios para nuestra evolución y crecimiento personal, así que no tengas miedo o te sientas inseguro por entrar en un terreno desconocido, sino más bien siéntete orgulloso de tu afán de curiosidad y mejora, porque te llevará lejos y te ayudará a alcanzar tus metas de forma eficaz.

CAPÍTULO 5

APRENDER A COMER

¡Pero qué tontería! ¡Aprender a comer! Si todos sabemos comer ¿verdad? Pues me temo que no. Al menos, no de la forma correcta. Incluso muchos de nosotros, y me incluyo a mí mismo, en ciertas ocasiones sabemos que no comemos de la mejor forma y aun así lo hacemos. Pero es normal, no somos robots y además nos gusta disfrutar del placer de comer, ya sean en celebraciones o con tu pareja, amigos o familiares.

Los sabores y olores, texturas y colores, estimulan nuestro cerebro de múltiples maneras, y la producción de hormonas en nuestro organismo se dispara, provocando una sensación instantánea de placer que relacionamos directamente con la comida. Por ese motivo, podemos vernos obesos, sin energía, con dolores y mal aspecto, sin ganas de hacer nada más que estar tirados en el sofá y, aun así, seguir comiendo sin parar. Porque somos auténticos adictos al estímulo que nos da la comida, adictos a las hormonas, a la sustancia química que se produce en nuestro organismo cuando comemos y que nos hace sentir tan bien. Pero todo tiene un límite.

Cualquier exceso repetido por costumbre se convierte en un hábito y, si ese exceso nos perjudica, el hábito nos podrá causar un daño serio.

La principal causa de enfermedades en el ser humano es la toxicidad. O lo que es lo mismo, la acumulación excesiva de toxinas en nuestro organismo.

Como ya hemos visto anteriormente, tenemos una capacidad limitada de toxinas que podemos eliminar diariamente. Y la gran mayoría de nosotros la sobrepasamos con creces. Nos excedemos en las cantidades, con malas mezclas de alimentos o tomando alimentos de mala calidad, cocinados en exceso, fritos, azucarados o procesados. Todos esos malos hábitos, provocarán la acumulación de toxinas en el hígado, vesícula intestino, resto de órganos, sangre y por todo nuestro organismo en general.

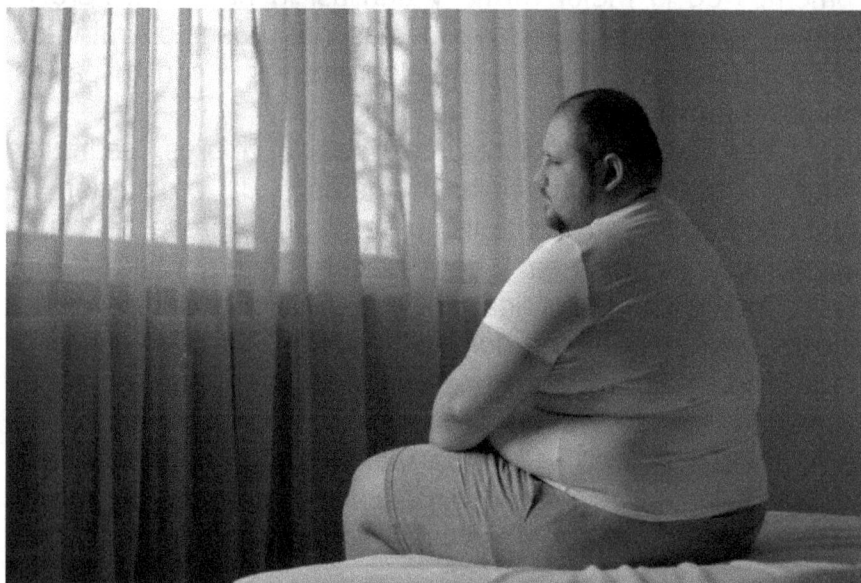

En nuestras manos está detener este peligro. Depende de nosotros impedir que un exceso se convierta en hábito y ese hábito en un riesgo para nuestra salud y nuestra vida.

Voy a mostrarte una serie de hábitos que nos pueden ayudar a alimentarnos mejor y, de esta forma, evitar todos estos problemas de salud, consecuencia de una mala alimentación.

Evitar malas mezclas de alimentos

Los alimentos necesitan de un medio concreto para digerirse y, mezclarlos, hará que se cree un pequeño caos en nuestro estómago y finalmente no se digieran, por lo que se convertirán en toxinas que se acumularán por nuestro cuerpo, generando mucosidad y aumento de grasa.

Recuerda: no pasa nada si comes alguna de estas mezclas de vez en cuando, en momentos puntuales, celebraciones o sin motivo alguno, simplemente para disfrutar de la comida. La cuestión es que no se convierta en tu forma habitual de comer, porque así empeoraremos nuestra salud poco a poco y aumentará el riesgo de padecer cualquier enfermedad.

Echemos un vistazo a los macronutrientes antes que nada:

Almidón: uno de los alimentos que debemos evitar mezclar de forma incorrecta sería el almidón: los almidones son macronutrientes, altamente adictivos, que no son fáciles de digerir y necesitan un medio neutro, ligeramente alcalino, para su digestión. Y, aun así, de hecho, en algunas ocasiones ni siquiera se digieren, como el almidón resistente. Eso, evidentemente, volverá nuestra digestión más lenta y favorecerá la acumulación de grasa, toxinas y líquidos por todo el cuerpo, además de acidificarlo, estreñirnos, etc.

Contienen almidón la patata o batata, el maíz, el arroz, las harinas y cereales, la zanahoria, el plátano. Todos estos alimentos sería mejor consumirlos solos o con verduras y a ser posible, bien cocinados, para que la molécula del almidón se rompa y se convierta en azúcar simple, fácilmente digerible por nuestro organismo y más biodisponible. Es decir, en vez de tomar arroz blanco, tomar arroz integral y cocinarlo bien hecho, hasta dejarlo blandito o caldoso, incluso darle un toque de horno, para mejorar su asimilación en la digestión. La patata, batata o boniato, mejor al horno asada o bien cocida y en puré.

Los almidones no combinan bien con casi ningún otro macronutriente, excepto con grasas saludables como aguacate o aceite de oliva, coco, lino, sésamo, etc. Ya son bastantes difíciles o, en ocasiones, imposibles de digerir y, si los mezclamos con otros alimentos y que además necesiten un medio diferente para digerirse, el caos en tu estómago está garantizado. Las peores mezclas serían de almidones con almidones, almidones con proteínas y almidones con azúcar.

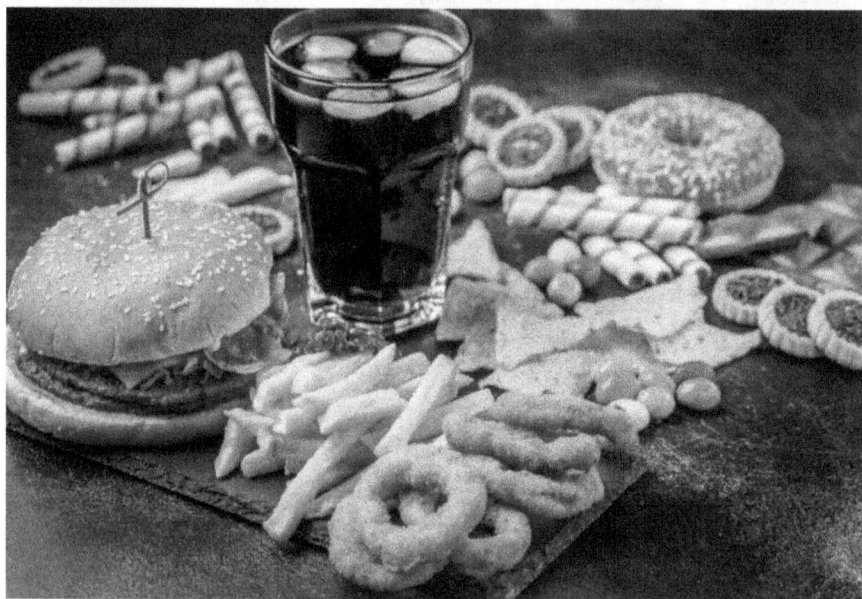

Proteína: otro de los alimentos que deberíamos evitar mezclar de mala forma serían las proteínas. Son excitantes, por lo que deberíamos evitar consumirlas por la noche. También son de difícil digestión, así que es mejor que las tomes con verduras o grasas saludables como aguacate. Una muy mala mezcla, como ya hemos visto, sería proteínas con almidones. Además, es la mala mezcla más común que solemos hacer todos: carne con patatas, arroz con carne, pan con carne, pescado con patatas, etc. Hay combinaciones similares en la mayoría de los platos del menú de casi cualquier restaurante al que solamos ir a comer. No vamos a digerirlos bien, aunque muchas veces ni lo notemos después de tanto tiempo.

Grasa: las grasas saludables como el aguacate, aceitunas, aceite de oliva, lino o aceite de coco son muy saludables. Son altamente saciantes, tienen un efecto purgante y nos aportan ácidos grasos muy necesarios para el funcionamiento de nuestro cerebro, corazón y organismo. Se pueden combinar con cualquiera de los anteriores sin entorpecer en exceso nuestra digestión ni asimilación de nutrientes.

Después de saber un poco más acerca de los macronutrientes, me gustaría recordar de nuevo lo más importante que deberías saber para mejorar tus digestiones. Estas serían las **mezclas de alimentos que deberíamos evitar:**

Almidones con proteínas: sitúo esta mezcla al principio de la lista porque es de las más comunes y en la que todos caemos, como, por ejemplo: carne o pescado con patatas, arroz con carne o pescado, pan con carne, tortilla de patatas, cerveza (tiene cebada) con carne o patatas, etc. Esta mezcla no se va a asimilar bien, porque mezclamos dos macronutrientes difíciles de digerir como son los almidones y las proteínas. Eso va a provocar que fermenten en el estómago, ralentizando la digestión, entorpeciendo la asimilación de nutrientes, acidificando el organismo y aumenta y aumentando la inflamación del cuerpo y, por supuesto, facilitando la acumulación de toxinas y grasas nocivas por todo nuestro cuerpo, el estreñimiento, el aumento de posibles dolores del cuerpo y un largo etc.

Si estás pensando: *"yo como eso y no noto nada malo, de hecho, me encanta y no pienso dejar de comerlo".* Ok, de acuerdo, pero te propongo algo: deja de comer esa mezcla por unos días y después vuelve a comerla. Seguro que notas hinchazón en la tripa, pesadez, cansancio, sueño o acidez.

La razón por la que no notas ningún mal síntoma cuando comes así es bien simple: el cuerpo es una máquina maravillosa que enmascara u oculta los malos síntomas o sensaciones de algo cuando se produce de forma continuada. Así, si comemos mal un día y otro y otro, inflamando diariamente nuestro cuerpo, este se dedicará a desinflamar como pueda, robando minerales de todo el organismo para recuperar su alcalinidad y segregando hormonas como la oxitocina para disimular el dolor o inflamación que está produciendo en el cuerpo comer de esa forma tan poco saludable. Eso se llama tolerancia y sucede con prácticamente cualquier sustancia que nos haga daño, para que podamos seguir con nuestra vida y, el cuerpo, dentro de lo que cabe, pueda seguir funcionando más o menos de forma correcta.

Almidones con almidones: sí, es cierto, lo hacemos y a menudo y suele ser porque invitamos al pan a todas las fiestas. Es decir, con casi cualquier comida comemos pan. Y sí, puede estar rico, pero va a empeorar nuestra digestión, estreñirnos y darnos pesadez, acidez o cansancio. Así que, pan con arroz, o con patatas, pasta de cualquier tipo, fritos... es una mezcla que no nos hará ningún bien y sería recomendable evitarla al máximo.

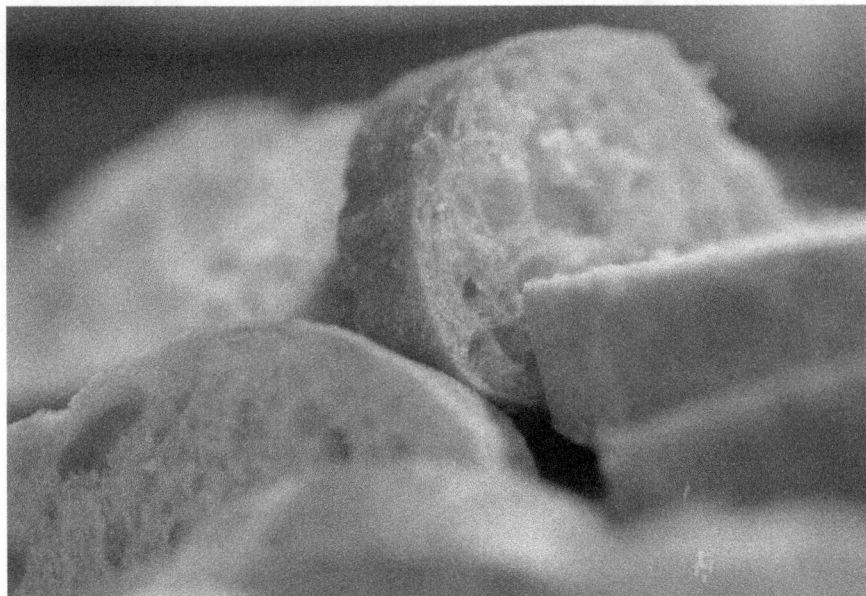

Además, la mayoría de pan ya lleva dos harinas diferentes, masa madre y otra más para darle fuerza, y ya de por sí es bastante difícil de digerir al ser mezcla de dos almidones, pero si además lo mezclamos con algún alimento más, es una auténtica bomba para nuestro estómago y será muy difícil o imposible de digerir.

Almidones con azúcar: los postres, bollerías, dulces, llevan el 99% azúcares refinados y harinas blancas. Son una auténtica bomba calórica y, por si eso fuera poco, también son una mala mezcla de alimentos. Así que, además de ser dos elementos altamente adictivos como son el almidón y el azúcar, nos aportarán poco o nada de nutrientes y un montón de calorías vacías, a menos que seas creativo y crees tu propio postre con harina integral ecológica y panela, con lo que sería ligeramente más nutritivo y menos indigesto. Ligeramente.

Sé que estamos acostumbrados a comer usando todas estas mezclas diariamente. Este libro no es un régimen militar, es simplemente una orientación basada en la experiencia para que todos podamos, en la medida de lo posible, mejorar nuestra salud comiendo.

No te pido que mañana mismo empieces a seguir estos consejos al 100%, no somos robots. Si lo hicieras sería fantástico y muy admirable, pero no suele ocurrir a menudo. Empezar poco a poco cualquier cambio en nuestra vida, es la mejor manera de asegurarnos de que ese cambio perdurará en el tiempo y no sentiremos rechazo o ganas de abandonar a la primera dificultad que encontremos. Adaptándonos a esa novedad y amoldándola a nosotros, encontraremos el equilibrio ideal y sentiremos una nueva energía, una mejor salud, un mayor bienestar.

La cuestión es que, ahora, tienes más herramientas para aplicar y conceptos para entender cómo funciona tu cuerpo y la digestión y serás capaz de mejorar tu salud sin ayuda externa, simplemente usando por ti mismo lo que has aprendido.

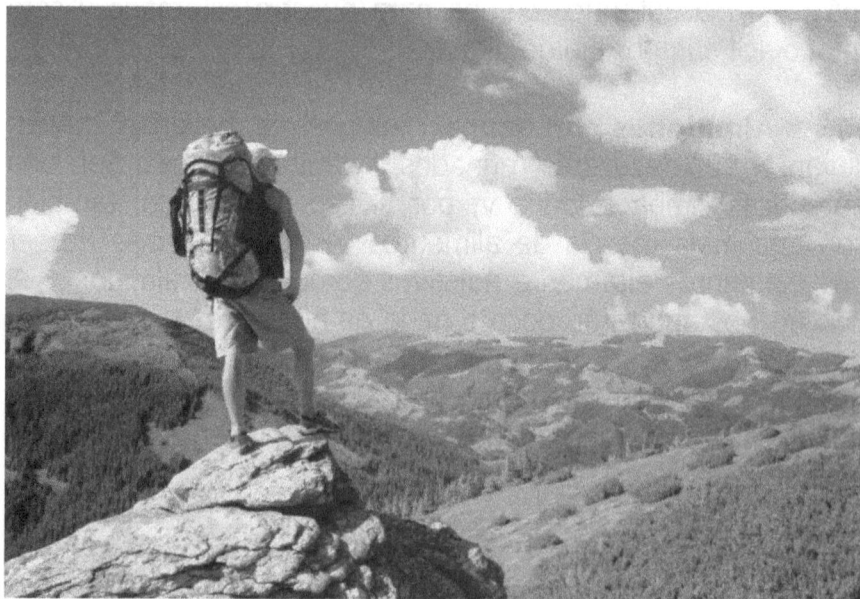

Recuerda que, la base de una buena salud, reside en tener una buena digestión, una buena salud intestinal. Durante el proceso digestivo se crean, procesan, acumulan o eliminan gran cantidad de toxinas que, de no ser expulsadas, seguirán su camino por todo el recorrido de la sangre y se irán depositando por todo tu cuerpo día tras día, mes tras mes, año tras año. No pretendo en absoluto asustarte ni meterte miedo, simplemente quiero que seas consciente de que todos, todos, convivimos con toxinas en nuestro interior, bacterias y virus. La cuestión aquí es el equilibrio, es ser capaz de mantener una vida activa y comer saludable con la mayor frecuencia posible.

No importa que de vez en cuando mandemos todo a paseo y comamos como queramos, de hecho, creo que es bastante saludable hacerlo, física y mentalmente. Disfruta de esos días en los que te saltas tus "normas" y no te culpes por ello. Pero trata de evitar que se convierta en una costumbre, como hemos hablado antes.

Nuestro objetivo debe ser cuidar de nuestra salud, y eso es una carrera de fondo, que se consigue con voluntad y creando hábitos.

Trata de comer cada vez más saludable, evita malas mezclas de alimentos y cómelos en el orden adecuado. Haz lo posible por beber dos litros de agua al día, practicar ejercicio, intentar mantener una dieta alcalina, tomar buenos complementos naturales o practicar ayuno intermitente y hacer limpiezas intestinales o hepáticas de vez en cuando.

Estas son las claves para una salud de hierro; para recuperar, mantener o potenciar tu salud natural como nunca lo habías imaginado.

No son limitaciones, son opciones. No son obligaciones, son elecciones. Y depende de ti, de ahora en adelante, construir hoy el futuro que desearías tener mañana.

Sobre todo, porque cuando comemos alimentos difíciles de digerir, aunque por fuera podamos vernos bien, por dentro nuestro hígado puede estar saturado y lleno de piedras de toxinas y grasa, igual que nuestra vesícula. Créeme, lo he visto en directo e incluso en personas muy delgadas.

Yo mismo he hecho cuatro desintoxicaciones hepáticas y he podido observar en primera línea lo que expulsa nuestro cuerpo después de años y años de toxinas acumuladas por malos hábitos. Además de los cientos de fotos que me han enviado clientes que, como yo, han decidido hacer limpiezas de hígado y vesícula. No creerías la cantidad y el tamaño de las piedras que pueden salir de tu interior, por muy sano que estés y por mucho tiempo que lleves comiendo de forma saludable, sin vicios, alcohol ni tabaco. Así que imagínate aquellas personas que sí tengan vicios como tabaco, alcohol, drogas o abuso de proteína de carne animal, lácteos o cualquier otro mal hábito alimenticio o exceso convertido en costumbre y mantenido en el tiempo.

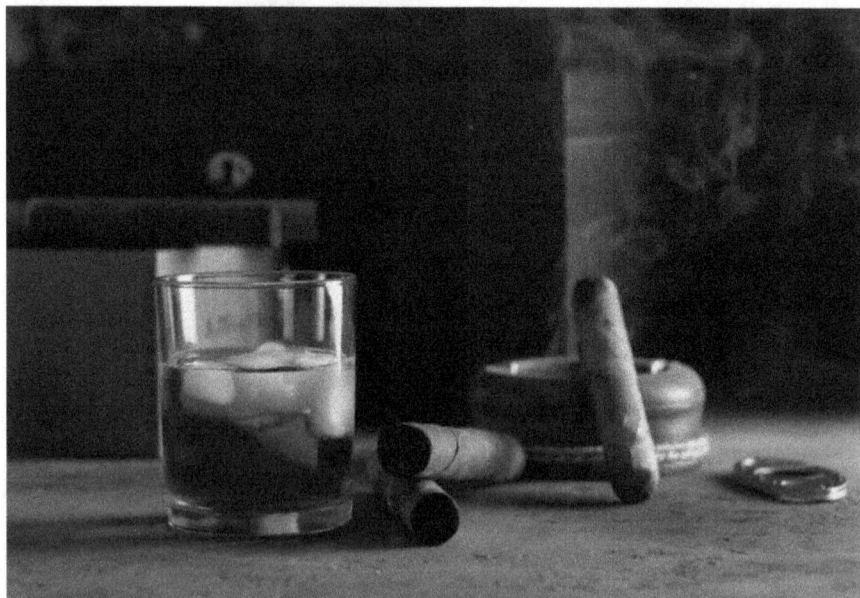

Más adelante verás por ti mismo una foto de las piedras que expulsé tras mi cuarta limpieza de hígado y vesícula. Y después tú verás que conclusiones sacas al respecto.

De nuevo recuerdo, y perdón por la insistencia, pero es algo que hay que dejar bastante claro: nuestro cuerpo tiene una capacidad limitada de eliminar toxinas y casi siempre la excedemos si nos alimentamos de forma "normal", o por lo menos como nos han acostumbrado. Nos pensamos que los medicamentos que tomamos o la comida que consumimos al día siguiente no están en nuestro cuerpo y no podíamos estar más equivocados. Conozco un caso cercano de una persona que tuvo peritonitis y estuvo cerca de morir y, cuando le limpiaron el intestino, encontraron carne que había consumido cuatro días atrás. No digo que eso sea algo que ocurre frecuentemente, sólo quiero que veas que, la comida que no se digiere, puede permanecer días en nuestro intestino y, en forma de toxinas, años en nuestro hígado, vesícula, intestinos o sangre.

Si superamos la cantidad de toxinas que nuestro cuerpo puede eliminar, es decir, si comemos comida que no se digiere bien, ya sea por su calidad, cantidad o por mezclarla mal y acumulamos más toxinas de las que podemos eliminar, esa carga de toxinas irá creciendo a lo largo de nuestra vida, hasta que el nivel de toxicidad y la acidificación de nuestro organismo sea tan grande que empecemos a notar síntomas desagradables como niveles excesivos de presión arterial, colesterol, azúcar, mala circulación, estreñimiento crónico y un largo etcétera.

Lamento ser tan insistente y repetir de nuevo estos detalles, pero deseo de corazón que comprendas la importancia de tener unos hábitos alimenticios adecuados para tener una salud en condiciones.

Comer alimentos naturales y de calidad

Todos hemos caído o caemos a menudo en alguna de las muchas tentaciones que nos rodean. Somos seres emocionales y nos guían los instintos y la reacción química que se produce en nuestro cerebro cuando comemos, hacemos el amor, jugamos o vemos algún deporte, etc. Una vez que nuestro cuerpo comienza la fabricación de hormonas, ya es difícil razonar, poco importa lo demás. Nos inunda la emoción, la sensación de felicidad, de placer, de pertenecer a algo. Pero debemos, aunque sea poco a poco, meter un poco de razón a la ecuación. Somos animales emocionales sí, pero tenemos elección. Podemos razonar y comprender que, mucho de lo que comemos, sólo nos estimula y no nos alimenta, nos engorda y no nos aporta nutrientes.

Hay alimentos altamente adictivos como el gluten, el azúcar, el queso y otros alimentos procesados llenos de potenciadores de sabor y especias que aumentan nuestro apetito y ansia por comer, consiguiendo que comamos más de lo que deberíamos. Debemos darnos cuenta de qué alimentos nos sientan bien y cuáles no.

Un bollo de harina refinada y lleno de azúcar blanco estimula nuestro cerebro de una forma tan potente, que no nos paramos a pensar en el daño que nos puede causar a largo plazo. Una cosa es tomarlo un día de forma puntual y, otra muy diferente, hacer de ese capricho una costumbre. Tenemos que evitar, en la medida de lo posible, consumir diariamente alimentos tan dañinos, tóxicos y acidificantes como:

- Dulces y bollería industrial
- Refrescos azucarados y carbonatados
- Fritos
- Harinas blancas como el trigo
- Alcohol
- Alimentos procesados como bolsas de patatas, embutidos, lácteos, palomitas de microondas y similares, con todo tipo de ingredientes químicos artificiales, potenciadores de sabor, glutamato monosódico y cualquier "E" con un número detrás.

Evitar estos alimentos nos acercará un poco más a la salud que a todos nos gustaría tener y, desde luego, la salud que TODOS merecemos. Pero la ansiedad por comer nos gobierna a muchos y, a veces, hasta que no tenemos un susto o un problema grave con nuestra salud no reaccionamos. Incluso a veces, ni así cambiamos nuestros hábitos, y preferimos tomar una pastilla o droga de farmacia para no tener que cambiar nuestra forma de alimentarnos, tapando el síntoma mientras el problema sigue creciendo en nuestro interior.

Un síntoma es algo muy positivo si lo sabemos apreciar y podemos aprender de ello. Nos está dando información de algo que ocurre en nuestro cuerpo y de por qué sucede. Si somos capaces de interpretarlo y de llegar a la raíz del asunto, cambiando nuestra forma de comer, podremos recuperar nuestra salud natural y la increíble capacidad de autocuración de nuestro organismo que todos tenemos.

El alimento que comían nuestros abuelos, que no venía envasado en plástico, es el alimento natural y saludable que más puede aportar a nuestro cuerpo. Las frutas, verduras, hortalizas y semillas nos aportan todos los nutrientes, vitaminas, minerales y aminoácidos necesarios para una salud de hierro.

Atletas de élite, campeones olímpicos mundiales año tras año, como Michael Phelps o Usain Bolt, hacen dieta vegana cada vez que entrenan para las olimpiadas. Kendrick Farris, campeón del mundo de halterofilia en los juegos olímpicos de Río de Janeiro en 2016, es vegano. Y levantó 377 kilos para llevarse la medalla de oro. ¡Comiendo sólo verduras!

Entonces, si unos atletas de esa magnitud, con los duros entrenamientos a los que se someten, obtienen todos los nutrientes, propiedades y energía que necesitan del mundo vegetal ¿qué nos podría faltar a nosotros comiendo sólo verduras? La respuesta es simple: nada.

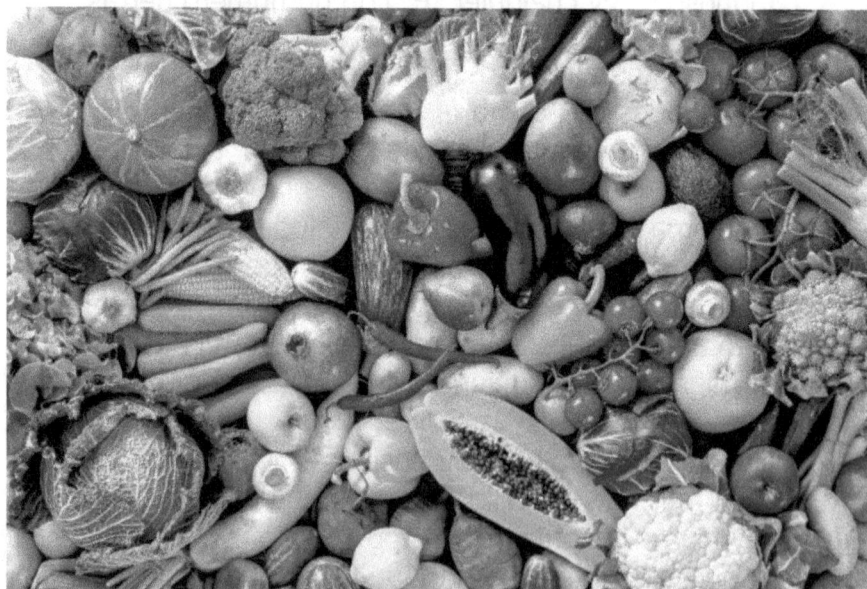

Tampoco te digo que mañana mismo cambies radicalmente de alimentación, pero sí que abras tu mente a nuevas ideas, que pruebes nuevas formas de alimentarte, que busques nuevos caminos para obtener resultados diferentes.

Si comes carne, al menos aumenta tu consumo de verduras crudas y cocinadas. Sí abusas de los fritos, lácteos, harinas blancas, alcohol o dulces, reduce su consumo y piensa que, el placer que obtienes comiendo esos alimentos, no vale nada en comparación con el daño que le estás haciendo a tu salud. De hecho, sobrecargar los alimentos procesados de azúcar blanco, es una clara estrategia de las compañías que los fabrican para hacerlos adictivos y que comas más y más sin pararte a pensar.

Dicen que hay que comer de todo, pero hay alimentos que hemos descubierto, a través de los años, que no se digieren bien o directamente no se digieren. Como, por ejemplo, la caseína de la leche, una proteína difícil o imposible de digerir, que provoca que los lácteos fermenten en nuestro cuerpo, aumentando la acidificación e inflamación del organismo. Además, el calcio que contiene la leche no se puede asimilar, ya que debe venir en compañía de otros minerales y viaja por todo el cuerpo en forma de cristales para finalmente clavarse en músculos y articulaciones, causando dolor, osteofitos y deformaciones. Los cristales de calcio pueden observarse en un análisis de sangre con microscopio.

La proteína animal, por mucho que guste, es difícil de digerir, acidifica y, si se abusa de ella, termina creando fibrina en la sangre, lo que consigue que los glóbulos rojos se apilen unos encima de otros y no circulen como deberían, empeorando la circulación y oxigenación del cuerpo y aumentando enormemente el riesgo de coágulos, trombosis, infartos y derivados. Además, también sube peligrosamente nuestros niveles de ácido úrico, lo que causa la gota y unos dolores inmensos, además de que, los cristales de ácido úrico, observables en el microscopio en análisis de sangre, al igual que los de calcio, se clavan también por todo el cuerpo y en concreto en los filtros renales, impidiendo su normal funcionamiento y el drenaje de la linfa, lo que favorece la retención de líquidos, la inflamación de los tejidos y la mala circulación sanguínea, sobre todo en las piernas.

Esto es lo que sucede con un abuso de lácteos o proteína animal y es un hecho objetivo. ¿Hay gente que haya comido lácteos o carne toda su vida y se encuentre perfectamente? Quizá, pero muy poca, y habría que evaluar otros factores como el resto de su alimentación, su genética, sus hábitos y nivel de actividad física, etc.

Pero pensemos por un momento: si algo de lo que como, al comerlo todos los días o de forma frecuente, me causa todos estos daños y, además, sé que no es necesario ¿por qué debería comerlo, o, al menos, comerlo diariamente?

Principio de los alimentos

Hay alimentos que son más compatibles con nuestro organismo, es decir, son más biodisponibles. Esto quiere decir que se asimilan mucho mejor y tienen la capacidad de nutrir directamente a nuestras células.

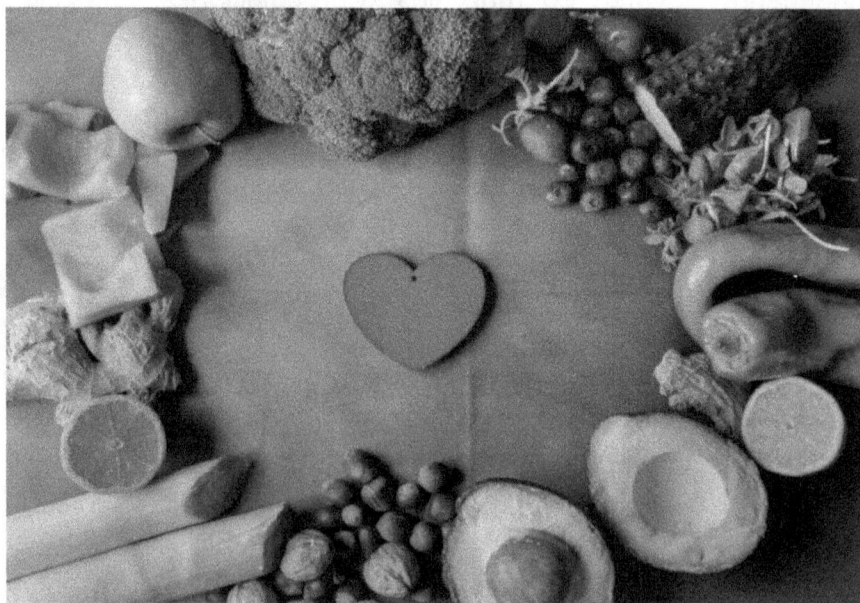

Deberíamos comer, al menos, en la medida de lo posible, de una forma que le facilite la digestión a nuestro cuerpo. Es algo sencillo de aplicar una vez que entendemos lo siguiente:

- Lo que se digiere y asimila más rápido, nutre más, acidifica menos y no deja toxinas o deja una mínima cantidad tras su digestión.
- Lo que se digiere peor, no se puede asimilar correctamente, acidifica el organismo, apenas nos nutre y deja grandes cantidades de toxinas e inflamación después del intento del cuerpo por digerirlo.

Es por ese motivo que, al menos en la mayoría de nuestra alimentación diaria, deberíamos intentar comer según el principio de los alimentos: de mejor a peor asimilación. Así facilitamos la digestión y, como consecuencia, favorecemos la buena salud de nuestro organismo.

La forma más adecuada y saludable para consumir los alimentos sería la siguiente:

1º Agua, agua de coco e infusiones sin endulzar.

2ºFruta cruda: esperando 20 minutos después de comerla antes de comer otra cosa.

3º Verdura, semillas u hortalizas crudas.

4º Verdura y hortalizas cocinadas.

5º Resto de alimentos cocinados.

Así conseguiremos darle a nuestro cuerpo los alimentos en el orden ideal, para que se vayan digiriendo correctamente, sin esperas, ni fermentaciones, sin acumulación de toxinas ni acidificación.

Además, lo bueno de comer de esta manera es que, cuando lleguemos al paso 5, habremos llenado la mayoría de nuestro estómago con alimentos saludables naturales, de fácil asimilación y de gran valor nutritivo, con lo que comeremos menos cantidad de aquellos alimentos que no nos hacen tanto bien y son más difíciles de digerir.

Alimentándonos de esta forma, también conseguimos que la insulina se segregue de forma equilibrada, sin picos ni excesos, manteniendo un nivel correcto y saludable de azúcar en la sangre.

Usa estas herramientas en tu beneficio y verás grandes cambios en tus digestiones muy rápidamente.

CAPÍTULO 6

PERDER PESO O GANAR MÚSCULO

Cuando se acerca el verano, muchos nos miramos al espejo y nos cuestionamos nuestros hábitos alimenticios. Queremos vernos mejor o que nos vean mejor y, si no es así, al menos queremos sentirnos más saludables. Pero la operación bikini debería durar el año entero, al menos en lo que a cuidarse más se refiere. Hacer ejercicio y comer saludable debería ser nuestra forma de vida.

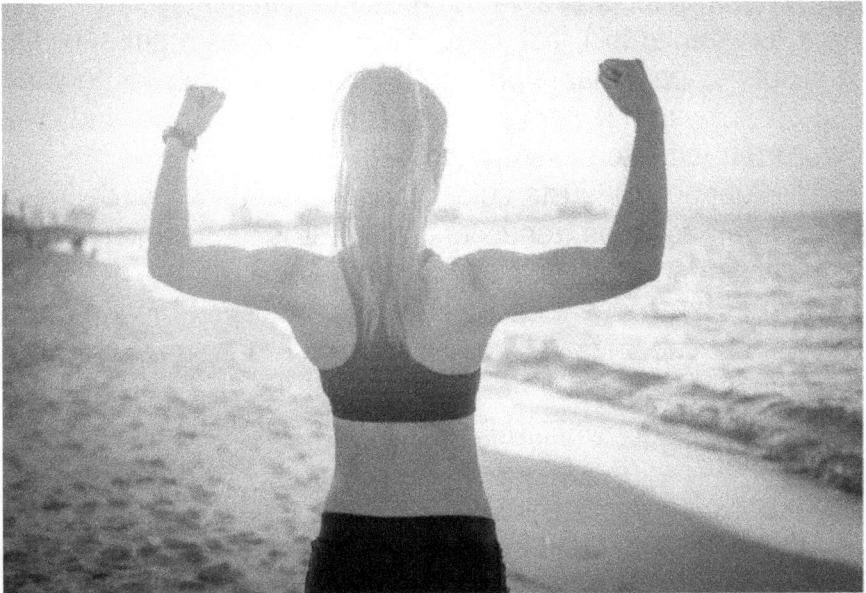

Es entendible ir poco a poco descuidando nuestra salud y forma de vida, sobre todo en este mundo frenético en el que vivimos, donde todo son prisas, estrés, responsabilidades y falta de tiempo, y al llegar a casa lo único que deseas es tumbarte a ver la televisión y no hacer nada más que comer y apagar el cerebro. Pero es el momento ideal para mejorar, para crecer a nivel profesional, para leer, para hacer ejercicio, para probar una nueva receta, para jugar a algún juego de mesa... si usamos el tiempo que tiramos viendo la televisión al año y lo invertimos en emprender un nuevo negocio, leer libros que te ayuden a desarrollarte a diferentes niveles, hacer ejercicio o aprender nuevas recetas, nuestro desarrollo será increíble.

No te dejes ganar por la pereza, no permitas que el tiempo se te vaya entre los dedos y mires atrás pensando: "si hubiera hecho más ejercicio...", "si hubiese invertido en aquella criptomoneda", "si hubiera aprendido más sobre eso y hubiera probado ese modelo de negocio..." en su lugar, prueba algo nuevo esta semana, crea tu propia tabla de ejercicios a tu manera, más divertida y diferente, empieza a leer o a aprender sobre un tema que te llame la atención, haz yoga, calistenia, bici, natación, cocina, escapes room... lo que te resuene, pero haz algo por ti. Recuerda que, la persona que construyas hoy será tu versión del mañana. Así que crea el futuro que tanto deseas y empieza ¡ahora!

Cuando nos gusta cuidarnos y vernos bien por dentro y por fuera, solemos tener uno de estos dos objetivos en mente: perder grasa y peso o ganar músculo. Y no, no es necesario hincharse a proteínas o carne para lograrlo, el cuerpo es capaz de crear músculo de una forma menos forzada y más natural.

No tenemos más que mirar a los animales más fuertes del planeta para comprobar que son herbívoros y que, además de músculo, almacenan grasa como el gorila o el elefante. Además, cuando somos bebés, recibimos de nuestra madre, a través de la leche materna, sólo un 0,9% de proteínas. Se supone que es la época donde más proteínas deberíamos necesitar, con lo que suena a cuento chino la necesidad de tomar hasta 2 gramos de proteína por kilo de peso.

Yo llevo 8 años sin comer carne ni pescado y cada vez me veo mejor, con más resistencia y mejor forma. Me baso en mi propia experiencia y resultados, por eso me atrevo a informarte y aconsejarte, ya que de verdad nunca te aconsejaría algo que yo no haya hecho, probado y comprobado.

Las proteínas pueden ser necesarias, pero no en esa barbaridad de cantidades que nos tienen acostumbrados a oír. Además, las proteínas animales son más difíciles de digerir y saturan nuestra sangre, intestinos e hígado de forma peligrosa, produciendo toxicidad, acidificación, inflamación y aumentando de manera alarmante el riesgo de padecer todo tipo de enfermedades graves, como trombosis y accidentes cerebrovasculares. Así que no es buena idea comer carne o pescado en cada comida del día, cada día de la semana.

Nadie está diciéndote que dejes de comer carne o pescado, simplemente que no abuses de ellos ni los comas a diario en cada comida. Nuestra genética, nuestro cuerpo y organismo acepta mejor las frutas y verduras, hortalizas y semillas y, a poder ser, mejor ecológicas, sin pesticidas, herbicidas o fertilizantes tóxicos para nuestra salud y ADN.

Cómo perder peso y grasa

Perder grasa y peso se puede conseguir de diferentes maneras:

- **Haz ayuno intermitente:** si deseas quemar grasa o reducir tallas, simplemente eliminando un turno o dos de comida al día, lo conseguirás de la forma más eficaz. Por ejemplo: si comías cinco veces; desayuno, almuerzo, comida, merienda y cena, come cuatro veces. Elimina la merienda poco a poco. Al principio sustituyéndolo por fruta, luego por infusiones y más tarde sólo por agua. Si comías cuatro veces, come tres. Es simplemente un ejemplo, puedes comer sólo una vez menos al día e incluso así bajarás de peso, pero buscamos la eficiencia. Además, comer cinco o cuatro veces al día no es necesario, más bien es excesivo y nos hará acumular más toxinas y envejecer más rápido, así que ino hay mal que por bien no venga!

- **Come menos carbohidratos:** todos sabemos que los carbohidratos son necesarios para obtener energía. Pero realmente es el azúcar simple que obtenemos de ellos lo que realmente nos da energía, y podemos obtenerlos de frutas, verduras, hortalizas, semillas, etc. No es necesario hincharnos a pan para tener combustible, o comer arroz cuatro veces a la semana para tener energía para ir al gimnasio. De hecho, según mi punto de vista, no es recomendable, ya que las harinas blancas o almidones en general no se digieren bien, acidifican y nos harán acumular grasa y líquidos si no llegamos a quemarlos. Cuando le llegan en grandes cantidades, el cuerpo irá almacenando parte de ellos en forma de glucógeno, lo cual no es malo, pero éste puede almacenar hasta 3 ml de agua por gramo, con lo que retendremos líquidos y nos pondremos más blandos, en lugar de conseguir esa silueta ideal con la que muchos soñamos. Comiendo los carbohidratos justos, eliminaremos esos líquidos retenidos con facilidad, haciendo ejercicio, ayuno y comiendo saludable, además de que también quemaremos rápidamente esa grasa sobrante que circula por nuestra sangre y se deposita en nuestras arterias y órganos.

- **Aumenta el consumo de proteínas, grasas saludables y aminoácidos:** las proteínas se descomponen más lentamente y sacian más que los hidratos de carbono y las grasas son muy saciantes y ayudan a limpiar el organismo gracias a su capacidad purgante y depuradora. Ambas son necesarias para el buen funcionamiento del organismo, sobre todo del cerebro y de los músculos.

  Las proteínas, además de ayudar a formar masa muscular, tejido conectivo como tendones y ligamentos, también participan en la fabricación de enzimas y hormonas necesarias para el buen funcionamiento del organismo. Las grasas saludables como el aguacate, el aceite de coco, de oliva o de lino, tienen un alto contenido en omegas, por lo que protegen las membranas celulares, son reguladores hormonales naturales, mejoran la circulación y la microcirculación cerebral, por lo que también ayudan a regular la presión arterial. Además, aumentan la depuración del organismo, son buenos para las articulaciones y para problemas de la piel y los aminoácidos se encargan de reparar el tejido que se ha dañado durante el ejercicio, lo cual favorece el crecimiento o mantenimiento de la masa muscular y la recuperación después del entrenamiento.

- **Reduce tus porciones:** no comas hasta llenarte. Levántate de la mesa cuando te hayas llenado aproximadamente al 70-80% de tu capacidad. Así será más sencillo alcanzar el déficit calórico necesario para quemar más grasa de la que acumules. Además, recuerda que, en la propia digestión, también quemamos calorías, así que comiendo saludable y en una cantidad moderada, tendremos el éxito garantizado para perder peso de forma efectiva, progresiva y segura.

- **Mastica más cada bocado:** parece algo obvio recordarlo, pero la gran mayoría de nosotros no solemos masticar lo necesario. Somos más de comer rápido, con ansia y prisa y parte del alimento llega a nuestro estómago prácticamente como estaba en el plato.

Si comprendemos que la primera digestión se realiza en nuestra boca gracias a la saliva, que nos ayuda a descomponer el alimento y a dejarlo preparado para los ácidos gástricos del estómago, quizá comencemos a masticar más despacio y más veces y a disfrutar más de cada bocado. Si no le damos esa ayuda al estómago, el alimento será mucho más difícil de digerir y requerirá de más energía por nuestra parte, lo que nos dejará cansados, hinchados y fuera de combate, además de que facilitará la fermentación de los alimentos en nuestro interior y, con ello, la fabricación y acumulación de toxinas por todo el organismo.

Siendo conscientes, aprendiendo y acostumbrándonos a masticar más veces, disfrutaremos más del sabor, reduciremos nuestra ansiedad y mejoraremos enormemente nuestra asimilación de alimentos, nuestras digestiones y nuestra salud en general.

- **Haz ejercicio:** otro factor bastante obvio pero muy importante. Haciendo ejercicio como correr, andar rápido, nadar, artes marciales, boxeo, calistenia, yoga, bicicleta, aerobic, etc, potenciaremos nuestra salud en muchos niveles: mejorará tu circulación, regularás tu presión arterial, aumentarás la fortaleza de tus músculos y articulaciones, tu resistencia y energía vital, acelerarás tu capacidad de desintoxicación y tu metabolismo y como consecuencia, regularás tu peso y quemarás grasa. ¿Qué más se puede pedir?

Cómo ganar masa muscular

Hay una serie de factores que pueden influir a la hora de mejorar el aumento de tu masa muscular. Quiero compartir contigo los que, según mi punto de vista, me parecen más importantes y efectivos:

- **Haz pesas:** es una forma maravillosa de ganar masa muscular, porque cuando usamos pesas y vamos subiendo el peso que levantamos en cada serie, estamos haciendo hipertrofia, congestionando el músculo y saturándolo de sangre, lo que favorece su crecimiento. Haz una serie más, levanta dos kilos más, haz las series de forma explosiva en la fase concéntrica o positiva, cuando levantas el peso y, de forma lenta en la fase excéntrica o negativa, cuando vuelves a la posición inicial. De esta forma trabajas tu resistencia muscular.

- **Aumenta tus porciones de comida:** es importante que remarquemos esto: podemos comer más, pero de comida saludable, no de calorías vacías como lácteos, fritos, embutidos, harinas blancas, dulces, refrescos azucarados o alimentos procesados. Si comemos más de los alimentos anteriores, no sólo no aumentaremos nuestra masa muscular, sino que ralentizaremos nuestro metabolismo y acumularemos grasa. Lo importante y efectivo es seguir un superávit calórico, es decir, comer más calorías de las que quemamos durante el ejercicio y a lo largo del día, pero las calorías deben ser de calidad, provenientes de alimentos saludables y con nutrientes.

- **Come carbohidratos complejos:** los carbohidratos complejos son aquellos que nos dejan saciados por más tiempo, no suben nuestro nivel de glucosa en sangre de una forma rápida y excesiva y nos aportan energía de forma prolongada, por lo que nos ayudarán a no comer tanta cantidad, ni tantas veces y nos proporcionarán la vitalidad necesaria sin calorías vacías. Mi carbohidrato favorito es la avena. Aunque soy consciente de que hincha porque tiene un poco de almidón, a pesar de eso tiene muchas propiedades. Existen cereales o semillas más saludables aún y que no contienen almidón, son de muy fácil asimilación y además, son carbohidratos saludables, como mijo, trigo sarraceno y amaranto.

- **Dale a tu cuerpo un descanso adecuado:** ya no hablo de dormir 8 horas al día, que también, sino más bien de dejar el descanso adecuado entre entrenamiento y entrenamiento, para permitir al músculo que se repare y recupere después del esfuerzo al que ha sido sometido. Recordemos que, el ejercicio, en cierto modo, es una agresión al cuerpo, un momento en el que se somete a los músculos a una tensión, un desgaste, una carga, para aumentar la resistencia y fuerza o el volumen corporal. Hay micro roturas de tejido muscular, además del gasto de energía, y nuestro cuerpo necesita de un descanso proporcional al esfuerzo realizado. Si haces volumen, en músculos grandes descansa de 3 a 4 días y en músculos pequeños de 2 a 3. Si haces resistencia, en músculos grandes será suficiente con descansar de 1 a 2 días y en músculos pequeños 1 día. De esta forma, descansaremos los músculos permitiendo su crecimiento, se repararán sus fibras y podremos volver a entrenar con el máximo de energía y dando todo de nosotros.

CAPÍTULO 7

AYUNO, LIMPIEZA INTESTINAL Y

HEPÁTICA

Hay un buen motivo porque el que quiero unir estos conceptos. Haciendo ayuno o ayuno intermitente ya estamos haciendo una limpieza intestinal y hepática superficial, al menos comenzando a hacerla, pero hacer una limpieza hepática en profundidad, sacando piedras o cálculos biliares de nuestro hígado y vesícula, es un nivel mucho más avanzado y eficiente y requiere de la participación del ayuno.

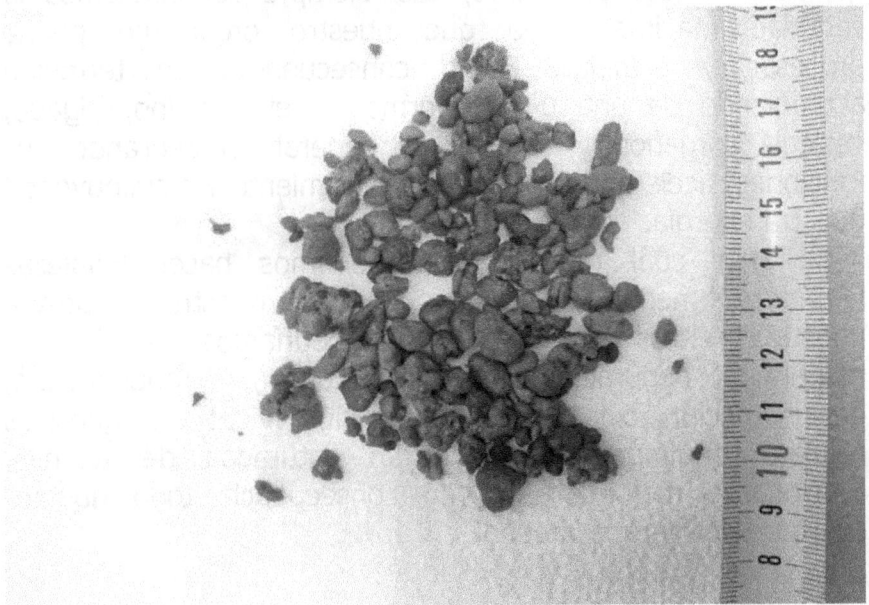

Estas son las piedras de mi cuarta desintoxicación hepática, es decir, mi cuarta limpieza de hígado y vesícula. Parece increíble pero ahí están. Después de haber hecho tres limpiezas, podemos observar aún una gran cantidad de piedras de grasa y toxinas de una vida casi entera comiendo mal, con malos hábitos alimenticios hasta hace ocho años, fumando hasta hace cinco y saliendo de fiesta hasta hace trece.

Nos pensamos que todo aquello que comimos el día anterior ya no está en nuestro cuerpo y no podíamos estar más equivocados. Como ya hemos aprendido, debido a nuestras costumbres alimenticias y sobre todo a nuestros excesos, de cantidades, de malas mezclas y por consumir alimentos que apenas se pueden llamar alimentos, llenos de potenciadores de sabor, colorantes, conservantes y otros químicos tóxicos artificiales, casi siempre sobrepasamos la cantidad máxima diaria que nuestro organismo puede procesar y eliminar. Como consecuencia, se terminan acumulando de una u otra forma en el intestino, hígado, vesícula, órganos y sangre en general, empeorando sus funciones, acelerando nuestro envejecimiento y disminuyendo nuestra energía.

¿Por cuál motivo no deberíamos hacer limpiezas hepáticas a menudo? Le estamos dando a nuestro cuerpo y a nuestras células algo que no les podríamos dar de otra manera: depuración, desintoxicación, regeneración, desinflamación, oxigenación, renovación ¡vida! Y si nuestras células se limpian y no están saturadas de toxinas, funcionarán mejor ellas y en consecuencia todo nuestro cuerpo. ¿No merece la pena?

Además, limpiando tu intestino, hígado y vesícula, no sólo limpias tu sangre, que ya debería ser bastante, sino que estás reduciendo la carga tóxica de cada una de las células de tu organismo y, ya que todas están interconectadas, las funciones de tu cuerpo se realizarán mejor, tu presión sanguínea se regulará, tu colesterol malo y azúcar en sangre se reducirán, tu circulación mejorará, tus digestiones también y, gracias a todo ello, al tener un menor nivel de toxicidad y conseguir que la sangre circule más fluida y oxigenada, también aumentará tu energía vital y tu resistencia, permitiéndote cumplir con todas tus metas y labores diarias con el mejor ánimo y positividad posibles ¿acaso no merece la pena intentar hacer una desintoxicación hepática? Ya lo creo que sí.

Preparación para la desintoxicación hepática

Hay toxinas que llevan en nuestro interior años, lustros, décadas... y podemos eliminar gran cantidad de ellas con un protocolo comprobado y seguro en poco tiempo. Creo que compensa enormemente el esfuerzo y el tiempo que dediquemos a hacer la limpieza hepática, a cambio de la cantidad de toxinas que eliminaremos y la calidad de vida, salud y bienestar que recuperaremos al hacerla. ¡Vamos a por ello entonces!

La limpieza hepática requiere de un protocolo que deberemos seguir al pie de la letra para evitarnos posibles obstrucciones y también, para reducir al mínimo los síntomas y sensaciones desagradables y hacer el proceso más llevadero. Deberemos, al menos de dos a tres meses antes, llevar una alimentación lo más sana posible, respetando el principio de asimilación de los alimentos, reduciendo al mínimo las malas mezclas de alimentos y el consumo de productos de origen animal, como carne y lácteos, fritos, harinas blancas, alimentos procesados o azúcares refinados y practicando ayuno intermitente.

El orden correcto y más seguro para poder hacer la desintoxicación hepática o desintoxicación del hígado y de la vesícula es el siguiente:

Primero debes empezar a comer más saludable como has aprendido en este libro, practicar poco a poco ayuno intermitente, después hacer una limpieza intestinal, a los 15 días una segunda limpieza intestinal y, aproximadamente 3 meses después de haber comenzado este proceso tan saludable, hacer tu primera limpieza de hígado y vesícula.

Esto es una recomendación personal y, según creo yo, la mejor manera de ir reduciendo la carga tóxica que se encuentra en nuestro intestino para que, el día de la descarga, la cantidad de toxinas recientes acumuladas sea menor y las sensaciones sean menos desagradables.

Según mi opinión, me parece algo excelente acompañar esos meses de preparación con complementos como Espirulina, Chlorella, cúrcuma, jengibre, perejil, cilantro, boldo, cardo mariano, magnesio, ajo, probióticos y, sobre todo, comenzando a hacer ayuno intermitente. Puedes escoger los que más te gusten o tomar varios para conseguir un efecto de desintoxicación más potente. Pero practicar ayuno intermitente antes de la limpieza hepática es, sino obligatorio, muy recomendable, porque el día que hagamos la limpieza hepática tendremos que hacer 24 horas de ayuno.

Yo tomo Espirulina y Chlorella y hago ayuno intermitente desde hace 5 años, comiendo a las 14 y a las 20 o 21, y sigo una dieta vegana sin lácteos, ni carne ni huevos desde hace ya 8 años. Pero cada uno puede adaptarse como vea. Ten en cuenta que, cuántas menos toxinas introduzcas en el cuerpo en la fase de preparación, menos síntomas desagradables tendrás como dolor de cabeza, mareos o náuseas.

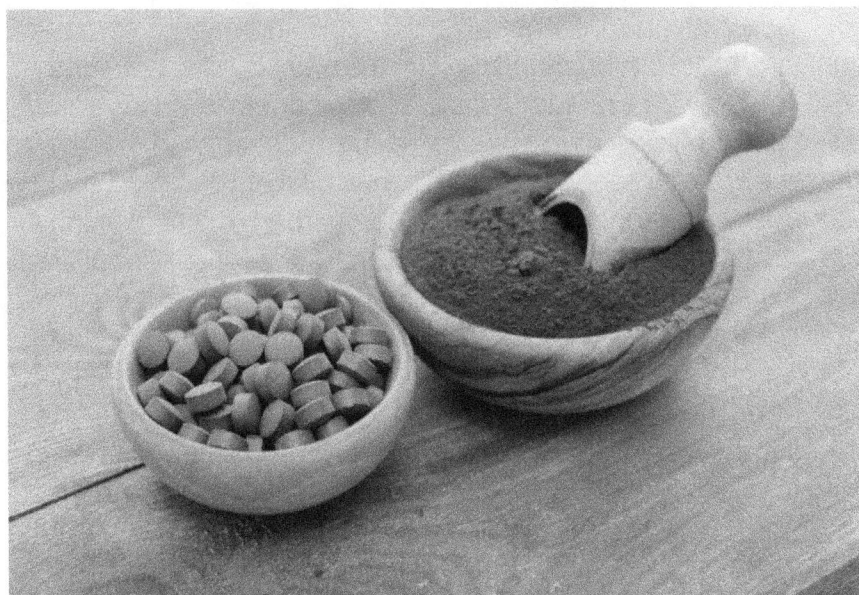

La cuestión por la que también te recomiendo hacer ayuno intermitente es porque, el día de la limpieza como tal, deberás pasar unas cuantas horas de ayuno, como 24, así que mejor que tengas experiencia en el tema para que se te haga más llevadero. Y la razón por la que dejamos de comer mientras hacemos la limpieza es simple: si dejamos los filtros del cuerpo desocupados, sin trabajo, las toxinas podrán salir en grandes cantidades, exactamente cómo queremos. Además, no tiene sentido estar haciendo una desintoxicación hepática o de hígado, la cual conlleva dos limpiezas intestinales separadas, y estar metiendo más alimentos al cuerpo, porque eso dificultaría, ralentizaría y empeoraría todo el proceso en general.

Así que ten paciencia: no podemos eliminar todas las toxinas de una vida entera en un día, o recuperar nuestra salud en una semana, aunque a veces sucede así de rápido. Algo que ha tardado años en acumularse o en producirse, normalmente tarda meses, incluso años en eliminarse o recuperarse. Escoger la vía natural funciona así, debemos darle al cuerpo el equilibrio que le hemos arrebatado, así que es una carrera de fondo, no un sprint de los 100 metros lisos.

La mayoría de nosotros, los seres humanos, somos de quererlo todo aquí y ahora y con el menor esfuerzo posible, pero lo que viene rápido, rápido se va y además no se aprecia del mismo modo. Algo que te ha costado años de esfuerzo conseguir o mantener, es mucho más valioso que aquello que te ha llegado regalado o sin apenas esfuerzo o sacrificio. Así nos pasa con nuestra salud. La damos por sentada, pensamos que es algo incombustible, infinita, y que podemos comer, beber, fumar y hacer todo lo que nos venga en gana porque la salud seguirá intacta tal y cómo nos fue concedida. Pues no es así. Es algo que hay que cuidar, respetar y valorar día a día, o al menos de forma muy frecuente para que siga fuerte y en equilibro.

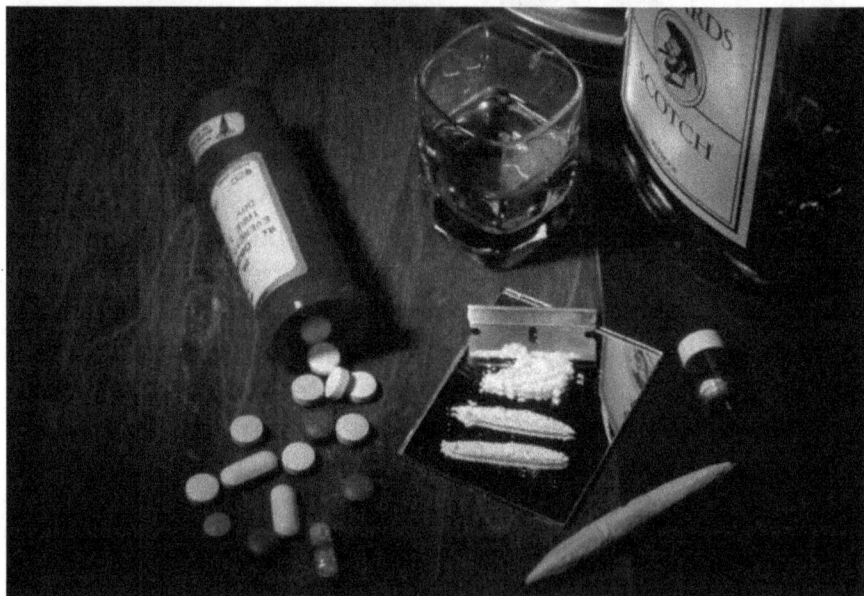

Durante toda nuestra vida sobrepasamos la cantidad diaria de comida, alimentos procesados, medicamentos, alcohol, tabaco y otros tóxicos que nuestro cuerpo puede eliminar, lo que favorece la acumulación de toxinas en nuestro organismo.

La única manera de ir deshaciéndose de esas capas de toxinas es conseguir eliminar más de las que el cuerpo acumula y, verdaderamente hoy en día, sabemos que existen dos formas muy poderosas y saludables de conseguirlo:

El ayuno o ayuno intermitente: al comer menos veces al día, el cuerpo tiene más tiempo para eliminar toxinas. Es decir, al no meter alimento dentro del cuerpo, este se dedica a desintoxicar su interior y a acelerar la eliminación de toxinas. Por eso se llama "fasting", que significa aceleración en inglés. Y hacemos lo mismo todas las noches al dormir. Entonces, haciendo ayuno despiertos, aumentamos aún más ese tiempo de depuración y sanación.

La limpieza intestinal y hepática o limpieza de hígado: son los procesos más rápidos y eficaces para sacar toxinas del cuerpo en grandes cantidades. Además, son toxinas que llevan años y años guardadas en nuestro intestino, hígado y vesícula. Créeme, merece la pena cada segundo de esfuerzo para sacar gran parte de los residuos que acumulamos, como las piedras que todos tenemos en el hígado y la vesícula. Te quedarás impactado al darte cuenta de lo que había en tu interior.

El hígado es uno de los órganos más importantes del cuerpo humano, de hecho, lo llaman el segundo corazón. Realiza cientos de funciones esenciales para nuestra supervivencia. Una de las más importantes es eliminar toxinas y limpiar la sangre.

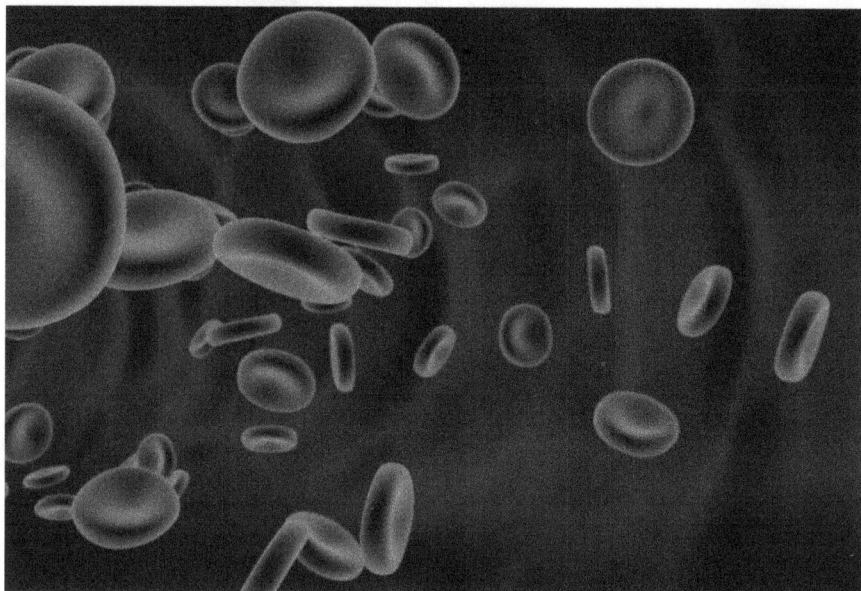

Si no comemos todo lo sano que deberíamos, las toxinas se acumulan en el hígado y en los intestinos, evitando su buen funcionamiento y el del organismo.

¿Qué nos ayuda a depurar el hígado?

Aguacate, cítricos, repollo, ajo, rábanos, vegetales de hoja verde, aceite de oliva, agua tibia con zumo de limón, nuez, verduras, manzana, pepino, zumos de fruta y verduras, etc. Y llevar una dieta equilibrada, reduciendo o eliminando el consumo de azúcar y harinas refinadas, alimentos procesados, fritos, carne, lácteos y aumentando el consumo de frutas, verduras y hortalizas, semillas y algas.

¿Qué ayuda a limpiar el intestino?

Alimentos como el ajo, el aguacate, la avena, el magnesio, la espinaca, pepino, piña, manzana, jengibre, limón, aloe vera, y un largo etc. Y también la toma de probióticos y enzimas. Esta poderosa combinación nos ayudará a desprendernos, poco a poco, de las capas y capas de toxinas de nuestro intestino. Igualmente reduciendo o eliminando el consumo de azúcar o harinas refinadas, alimentos procesados, fritos, carne, lácteos y aumentando el consumo de frutas, verduras y hortalizas, semillas y algas.

Cómo hacer una limpieza intestinal

Aunque la limpieza hepática necesita mayor preparación por la gran cantidad de toxinas que vamos a eliminar, ambos procesos comienzan igual. De hecho, la limpieza hepática consiste en realizar dos limpiezas intestinales seguidas en dos días consecutivos, con la pequeña diferencia de que, además, deberemos tomar 1 vaso de aceite de oliva y zumo de limón entre las dos limpiezas intestinales. En cualquiera de los dos procesos, limpieza intestinal o limpieza hepática, si te sientes mareado o muy bajo de energía o tensión, toma una cucharadita de sal del Himalaya en un vaso de agua.

Déjame explicarte:
Para hacer limpieza intestinal, es recomendable haber pasado mínimo una semana comiendo lo más saludable posible y, el día anterior, cenar pronto y ligero. Al levantarnos por la mañana, en ayunas, haremos lo siguiente:

- *Con el estómago vacío, preparamos la mezcla, a partes iguales, de sulfato de magnesio y cloruro de magnesio que vamos a tomar.*

- *Observa el reloj para saber a qué hora empiezas. Usaremos de referencia las 10 am.*

- *Añade una cucharada de la mezcla de sales de magnesio a un vaso de agua de 250 ml y tómatelo. Después, a lo largo de la siguiente hora, deberás tomar agua en abundancia, mínimo otros tres vasos de agua sola, sin sales, hasta hacer un total de un litro bebido de agua (4 vasos de 250 ml) en una hora. Repito, siendo siempre el primer vaso de 250 ml del litro el único que lleva las sales de magnesio.*

- *Una hora después, a las 11, repetiremos el mismo ciclo: un vaso de 250 ml de agua con una cucharada de cloruro y sulfato de magnesio y tres vasos de agua sola repartidos a lo largo de una hora.*

- *Observaremos como vamos al baño muy seguido y cada vez más líquido y suelto. Es algo absolutamente normal y no hay que preocuparse en absoluto. Todo el agua con sales de magnesio está recorriendo y limpiando tu intestino y expulsando heces, tóxicos y residuos.*

- *Debemos ir viendo cómo cada vez el agua que echamos es más transparente y sin residuos. Una vez que el agua sea ligeramente amarillenta, casi transparente y sin restos, podemos estar seguros de que nuestro intestino está limpio. Si el agua sigue turbia y con residuos, deberemos repetir el proceso de las sales de magnesio las veces que sean necesarias cada hora, hasta ver que el agua que expulsamos es amarillenta y casi transparente.*

En este punto la limpieza intestinal habría finalizado. Si es la primera vez que la realizamos y nunca hemos hecho ayuno intermitente, es un buen momento para parar, esperar una hora y comer algo suave como un puré de verduras, una ensalada o un zumo verde.

Si te sientes fuerte o ya practicas el ayuno intermitente, puedes pasar el resto del día haciendo ayuno y, al día siguiente por la mañana, hacer una sola toma más de sales de magnesio en un vaso de agua de 250ml, para rematar el proceso y eliminar aún más toxinas que queden por el intestino.

Para aquellos que desean dar un paso más avanzado para limpiar su hígado, es decir, para hacer una limpieza hepática, he aquí el proceso completo:

Cómo hacer una limpieza hepática

Si no somos de comer muy sano, la fase preparatoria para la limpieza debería de ser de uno a dos meses, en los que intentaremos comer lo más sano posible, sin excesos, consumiendo el mínimo o nada de alcohol, lácteos, harinas blancas, carne roja, fritos, alimentos procesados, dulces, etc.

Es recomendable tomar en abundancia té, agua templada con limón, gazpacho, avena, frutas, verduras y hortalizas. La Espirulina, la Chlorella o la Zeolita también ayudan mucho en el proceso de desintoxicación del organismo.

También es altamente recomendable durante esta fase de preparación previa, empezar a hacer ayuno intermitente de forma progresiva cómo hemos explicado anteriormente: retrasando el desayuno y adelantando la cena hasta llegar a solapar o eliminar uno de los turnos de comida diarios. Todo esto, se hace con la intención de reducir la carga tóxica del cuerpo y para que, desde el día de la desintoxicación hasta el día de la descarga hepática, estemos más cómodos haciendo las algo más de 24 horas de ayuno que son necesarias.

Si solemos comer sano, con una o dos semanas de preparación sería suficiente.

***Ingredientes:** es necesario tener cloruro y sulfato de magnesio, comprimidos de ácido málico, 125 ml de aceite de oliva ecológico de primera extracción en frío, 4 limones o pomelos, 7 pepinos y 7 zanahorias y alguna fruta en cantidad, que no sea muy dulce, para los zumos de la semana y, sobre todo, tu voluntad de desintoxicar tu organismo y recuperar la salud natural que tanto mereces.*

Semana previa al día de la desintoxicación hepática:

- *Durante la semana anterior al día de la limpieza tomaremos ácido málico, un comprimido al día, incluido el séptimo día cuando hagamos la limpieza. Nos ayudará a ablandar las piedras y a que salgan fácilmente y sin molestias.*

- *Del día 1 al 6 tomaremos por la mañana zumo de pepino, cerezas, albaricoques y zanahoria, todos los que puedas reunir. Incluso puedes añadir medio vaso de zumo de aloe vera, ya que sería perfecto para preparar el intestino para el proceso.*

- *Después del zumo esperaremos media hora antes de ingerir cualquier alimento, aunque lo ideal es que hagas ayuno intermitente y no comas nada hasta la hora de la comida, es decir, a las 14 o 15.*

- *Nada de productos animales.*

- *Consumir pocas grasas.*

- *El sexto día bebemos nuestro zumo especial como siempre, tomamos el ácido málico y a las dos horas comenzaremos a tomar el sulfato y el cloruro de magnesio.*

- *Preparamos la mezcla, a partes iguales, de sulfato y cloruro de magnesio que vamos a tomar: observa el reloj para saber a qué hora empiezas. Usaremos de referencia las 10 am, habiendo pasado mínimo dos horas desde que tomaste el zumo.*

- Añade una cucharada de la mezcla de sales de magnesio a un vaso de agua de 250 ml y tómatelo. Después, a lo largo de las siguientes dos horas, deberás tomar agua en abundancia, mínimo otros tres vasos de agua sola, sin sales, hasta hacer un total de un litro bebido de agua (4 vasos de 250 ml) en dos horas. Repito, siendo siempre el primer vaso de 250 ml del litro el único que lleva las sales de magnesio.

- Dos horas después, a las 12, repetiremos el mismo ciclo: un vaso de 250 ml de agua con una cucharada de cloruro y sulfato de magnesio y tres vasos de agua sola a lo largo de dos horas.

- Observaremos como vamos al baño muy seguido y cada vez más líquido y suelto. Es algo absolutamente normal y no hay que preocuparse en absoluto. Todo el agua con sales de magnesio está recorriendo y limpiando tu intestino y expulsando heces, tóxicos y residuos.

- Debemos ir viendo cómo cada vez el agua que echamos es más transparente y sin residuos. Una vez que el agua sea ligeramente amarillenta, casi transparente y sin restos, podemos estar seguros de que nuestro intestino está limpio. Si el agua sigue turbia y con residuos, deberemos repetir el proceso de las sales de magnesio las veces que sean necesarias, hasta ver que el agua que expulsamos es amarillenta y casi transparente.

- Pasa el resto del día bebiendo agua con normalidad y haciendo ayuno, es decir, sin comer absolutamente nada, ya que necesitaremos tener el intestino limpio para echar las piedras con mayor facilidad.

- *Aproximadamente a las 21 o 22, antes de dormir, tomarás medio vaso (125ml) de aceite de oliva ecológico de primera extracción en frío con el zumo de 4 limones o pomelos mezclado en el mismo vaso. Lo beberemos poco a poco.*

- *Nos acostaremos a dormir, intentando que sea sobre el lado derecho o boca arriba con almohadas en la espalda, para mantener la parte superior del cuerpo ligeramente elevada y favorecer la expulsión de las piedras.*

- *Cuando despiertes, repetiremos el proceso de limpieza intestinal. Así que tómate tu primer vaso de agua con una cucharada de sales de magnesio y otros tres vasos de agua sola a lo largo de las siguientes dos horas.*

- *A las dos horas, repite el proceso: otro vaso con una cucharada de sales de magnesio y después, agua sola en abundancia.*

- *Este es el momento que estabas esperando y por el que te has esforzado tanto: las piedras o cálculos biliares, que han sido expulsadas del hígado y de la vesícula por la noche gracias al aceite y al limón y que están en tu intestino, empezarán a salir en grandes cantidades y podrás observarlas con claridad gracias a que tu intestino está limpio.*

- *Si te encuentras cansado, mareado o bajo de tensión, tómate un vaso de agua con una cucharadita rasa de sal del Himalaya o sal marina entre medias para recuperar parte de las sales minerales que has perdido con la limpieza de colon.*

- *Sigue observando cómo van saliendo las piedras y, si tras el segundo litro con el vaso de sales sigues echando piedras, repite el proceso una vez más y toma un vaso más de sales de magnesio con abundancia de agua.*

Siéntete orgulloso, acabas de darle a tu organismo y a tus células algo que no podrías haberles dado de otra manera: has reducido su carga tóxica y mejorado su funcionamiento y vitalidad. A lo largo de la mañana te irás recuperando y cada vez irás menos al baño.

- *A media tarde puedes ir tomando infusiones, fruta, ensalada, puré o frutos secos para que tu cuerpo se adapte poco a poco al alimento.*

- *Lo ideal sería que, en los siguientes tres días, hagas un enema de manzanilla para terminar de limpiar tu intestino y arrastrar cualquier resto que haya podido quedar. Utiliza litro y medio de agua, a poder ser filtrada, con 3-4 cucharadas de manzanilla. Justo antes de que el agua hierva, retiras el agua y echas la manzanilla, esperas diez minutos, lo cuelas con un colador de café y esperas a que se ponga templada. Comprueba la temperatura en tu muñeca. Cuando la infusión esté casi tibia ya puedes hacerte el enema, idealmente lubricando con aceite el extremo que introducirás en tu recto. Túmbate sobre el lado derecho y, una vez haya entrado todo el líquido, intenta aguantar sin expulsarlo de 10 a 15 minutos.*

Disfruta de tu nuevo bienestar. Te notarás con más energía, dormirás mejor, habrás regulado un poco tu presión arterial, azúcar y colesterol, asimilarás mejor los nutrientes, tendrás mejores digestiones y perderás peso con más facilidad.

CAPÍTULO 8

MENÚ SEMANAL DE AYUNO INTERMITENTE

Quiero regalarte un menú para poner en práctica a lo largo de la semana y para que así no te sientas perdido a la hora de comenzar a hacer ayuno intermitente por tu cuenta.

Este es un menú de referencia, en el que siempre puedes sustituir unos elementos por otros que te agraden más, siempre intentando que sean lo más saludable posible y de fácil asimilación, sobre todo si quieres tener buenos resultados.

También puedes adelantar o atrasar las horas ligeramente, hasta que logres adaptarte al horario que te propongo e incluso llegues a superarlo y así quizá, practicar más horas de ayuno de las marcadas y llevar tu salud y energía a un nuevo nivel.

Si acaso al principio, ves este modo de alimentación fuera de tu alcance y te suena complicado de aplicar, vuelve al capítulo 4 y recuerda que todo gran logro se consigue poco a poco.

Comienza por retrasar 1 hora tu desayuno habitual y adelantar tu cena otra hora durante la primera semana. Sigue avanzando así, aumentando 1 hora más cada semana, hasta que logres solapar o eliminar uno de los turnos de comida: si comes 5 veces, pon tu objetivo de conseguir comer sólo 4 veces al día en 1 mes. Si comes 4, consigue comer 3 y si comes 3, intenta llegar a sólo 2 comidas diarias aplicando este método, poco a poco, a lo largo de 1 mes. Sin prisa, sin presión, pero teniendo claro tu objetivo de comer menos veces al día, para darle más tiempo a tu cuerpo para que se siga desintoxicando como hace durante nuestras horas de sueño.

Sí, habrá días que no aguantemos y desayunemos antes, es totalmente normal, no te sientas mal por ello, simplemente sigue progresando poco a poco hasta lograr tu objetivo final de comer menos veces al día. ¡Vamos por ello!

LUNES
- 14 horas:
    - ✓ Un vaso de agua o infusión sin endulzar 30 minutos antes de comer.
    - ✓ Zumo de frutas de temporada, sin mezclar ácidas con dulces, con agua o bebida de avena, de almendras o de avellana.
    - ✓ Ensalada con espinacas, rúcula, canónigos o acelgas con espárragos, semillas de calabaza, higos o pasas y especiada con cúrcuma, jengibre, sal del Himalaya, aceite de oliva y vinagre de manzana.
    - ✓ Trigo sarraceno con hamburguesa vegetal o aguacate.

- 20 horas:
    - ✓ Un vaso de agua o infusión sin endulzar 30 minutos antes de comer.
    - ✓ Judías verdes salteadas con dos dientes de ajo picado, sal del Himalaya y pimienta, con un chorrito de aceite de oliva.
    - ✓ Boniato troceado y remojado en agua fría durante una hora para quitarle todo el almidón posible. Después escurrir, secar e introducir al horno con pimentón dulce, curry y cúrcuma. 30 minutos a 180°.

MARTES

- 14 horas:
  - ✓ Un vaso de agua o infusión sin endulzar 30 minutos antes de comer.
  - ✓ Bebida de avena con semillas de chía, lino o cáñamo machacadas o activadas con agua la noche anterior y añádele canela.
  - ✓ 100-200gr de pasta Konjac con sofrito de verduras especiadas al gusto, pimienta, orégano y sal del Himalaya.

- 20 horas:
  - ✓ Un vaso de agua o infusión sin endulzar 30 minutos antes de comer.
  - ✓ Un plato abundante de fruta de temporada, sin mezclar frutas ácidas con dulces. Esperar 20 minutos antes de comer lo siguiente.
  - ✓ Unas tostas con pan dextrinado con aguacate, aceite de oliva, ajo machacado y una pizca de sal del Himalaya.

MIÉRCOLES

- 14 horas:
  - ✓ Un vaso de agua o infusión sin endulzar 30 minutos antes de comer.
  - ✓ Un puñado de semillas de calabaza, activadas en agua la noche anterior.
  - ✓ Puré de verduras con curry y tomillo. Puedes probar con calabaza, calabacín, cebolla roja, ajo y puerro. Al vapor 15 minutos y a la batidora con una cucharadita de sal del Himalaya y una pizca de curry y tomillo.
  - ✓ Trigo sarraceno hervido con dos cucharadas de aceite de coco, 1 vaso de agua y 1 vaso de bebida vegetal de avena, sal del Himalaya, pimienta negra o al gusto.

-

- 20 horas:
  - ✓ Un vaso de agua o infusión sin endulzar 30 minutos antes de comer.
  - ✓ Un plato abundante de fruta de temporada, sin mezclar frutas ácidas con dulces. Esperar 20 minutos antes de comer lo siguiente.
  - ✓ Quinoa real con verduras al gusto.

JUEVES
- 14 horas:
  - ✓ Un vaso de agua o infusión sin endulzar 30 minutos antes de comer.
  - ✓ Espárragos verdes salteados con champiñones, ajo, sal del Himalaya y aceite de oliva.
  - ✓ Puré de patata hervida con sal del Himalaya y un chorrito de bebida vegetal de avena o almendras.

- 20 horas:
  - ✓ Un vaso de agua o infusión sin endulzar 30 minutos antes de comer.
  - ✓ Un puñado de pipas de calabaza activadas en agua la noche anterior.
  - ✓ Verduras salteadas a tu elección o al horno 25 minutos a 180º con sal del Himalaya y un chorrito de aceite de oliva y especiadas al gusto.
  - ✓ Unas tostas con pan dextrinado con aguacate, aceite de oliva, ajo machacado y una pizca de sal del Himalaya.

VIERNES
- 14 horas:
  - ✓ Un vaso de agua o infusión sin endulzar 30 minutos antes de comer.

✓ Puré de verduras con curry y tomillo. Puedes probar con calabaza, calabacín, cebolla roja, ajo y puerro. Al vapor 15 minutos y a la batidora con una cucharadita de sal del Himalaya y una pizca de curry y tomillo.

✓ Trigo sarraceno hervido con dos cucharadas de aceite de coco, 1 vaso de agua y 1 vaso de bebida vegetal de avena, sal del Himalaya y pimienta negra.

- 20 horas:
  ✓ Un vaso de agua o infusión sin endulzar 30 minutos antes de comer.
  ✓ Un plato abundante de fruta de temporada, sin mezclar frutas ácidas con dulces. Esperar 20 minutos antes de comer lo siguiente.
  ✓ 100-200gr de pasta Konjac con sofrito de verduras especiadas al gusto, pimienta, orégano y sal del Himalaya.

SÁBADO
- 14 horas:
  ✓ Un vaso de agua o infusión sin endulzar 30 minutos antes de comer.
  ✓ Ensalada con espinacas, rúcula, canónigos o acelgas con espárragos, higos o pasas y especiada con cúrcuma, jengibre, sal del Himalaya, aceite de oliva y vinagre de manzana.
  ✓ Boniato troceado y remojado en agua fría durante una hora para quitarle todo el almidón posible. Después escurrir, secar e introducir al horno con pimentón dulce, curry y cúrcuma. 30 minutos a 180º.

- 20 horas:
  - ✓ Un vaso de agua o infusión sin endulzar 30 minutos antes de comer.
  - ✓ Verduras salteadas a tu elección o al horno 25 minutos a 180º con sal del Himalaya y un chorrito de aceite de oliva y especiadas al gusto.
  - ✓ Unas tostas con pan dextrinado con aguacate, aceite de oliva, ajo machacado y una pizca de sal del Himalaya.

DOMINGO
- 14 horas:
  - ✓ Un vaso de agua o infusión sin endulzar 30 minutos antes de comer.
  - ✓ Puré de verduras con curry y tomillo. Puedes probar con calabaza, calabacín, cebolla roja, ajo y puerro. Al vapor 15 minutos y a la batidora con una cucharadita de sal del Himalaya y una pizca de curry y tomillo.
  - ✓ Trigo sarraceno hervido con dos cucharadas de aceite de coco, 1 vaso de agua y 1 vaso de bebida vegetal de avena, sal del Himalaya, pimienta negra o al gusto.

- 20 horas:
  - ✓ Un vaso de agua o infusión sin endulzar 30 minutos antes de comer.
  - ✓ Ensalada con espinacas, rúcula, canónigos o acelgas con espárragos, higos o pasas y especiada con cúrcuma, jengibre, sal del Himalaya, aceite de oliva y vinagre de manzana.
  - ✓ Quinoa real con verduras al gusto.

CONCLUSIÓN

Este libro es para los valientes que buscan hacer algo más para mejorar su salud, para aquellos que no dudan de que pueden superarse siempre en diferentes niveles y seguir evolucionando. Es para los que investigan y prueban por sí mismos si algo es cierto o no, antes de juzgarlo o criticarlo.

Tú eres el dueño de tu salud, la causa y la consecuencia de tus hábitos alimenticios, el que construye los resultados que tarde o temprano vives en tu vida, y esto se aplica a todos los niveles, no sólo a tu salud.

El ayuno se ha practicado desde hace miles de años para promover la salud y el buen estado del cuerpo, la mente y el alma. Es un descanso entre batallas y un respiro para nuestro organismo. Es la herramienta ideal para mejorar, recuperar, mantener o potenciar tu salud natural, para devolverle al cuerpo su maravillosa capacidad de autocuración, de equilibro, de máxima vitalidad, de homeostasis.

Recordemos de nuevo que, el cuerpo, en condiciones normales, con una alimentación saludable abundante en vegetales y con el mínimo aporte de alimentos procesados o acidificantes, tiene el poder de curarse a sí mismo, no necesita intervención de ninguna clase.

La medicina es para la enfermedad, el alimento es para la salud.

Si cuidamos que la comida que nos llevamos a la boca sea natural, lo más ecológica y saludable, sin excesos ni malas mezclas, sin abuso de tóxicos ni alimentos procesados, estaremos cuidando de nuestra salud e invirtiendo en una madurez y vejez sin dolores, medicamentos ni problemas graves. Es así de sencillo.

Tenemos en nuestra mano el increíble poder de tener una salud de hierro que nos proteja y defienda de lo que venga, que nos dé energía y bienestar a lo largo de nuestra vida y solamente debemos aprender a alimentarnos correctamente para evitar acumular tóxicos en exceso. Y, al complementar esa dieta saludable con ejercicio y ayuno intermitente, conseguiremos acelerar la capacidad del cuerpo de desintoxicarse y así podremos eliminar grandes cantidades de toxinas que tenemos acumuladas desde hace años y que impiden el correcto funcionamiento de nuestro cuerpo.

Y si ya eres capaz de realizar una limpieza intestinal o una desintoxicación hepática, imagina la cantidad de beneficios que podrías obtener o las enfermedades que podías evitar. No tenemos que esperar a verle las orejas al lobo para actuar, no deberíamos vernos al filo del precipicio para querer tomar otro camino, no es necesario enfermar para empezar a cuidarse.

Aquí y ahora es el momento adecuado para comenzar, no esperemos al momento perfecto para actuar, agarremos el momento y hagámoslo perfecto.

Si te gustó lo que leíste, te animo a que me dejes tu opinión positiva en la página donde conseguiste este libro. La mejor forma de apoyarme es gracias a una valoración. Sólo te tomará unos segundos hacerlo, pero para mí significa mucho.

Una buena opinión tuya ayuda directamente a que mi trabajo llegue a más personas e impacte positivamente en su vida, salud y bienestar.

Si me dejas una reseña positiva, le haces una foto y me escribes a **chnatucoach@gmail.com**, te enviaré de regalo el acceso al primer vídeo de mi curso "El Efecto 5K5S".

¡Hasta el siguiente libro!

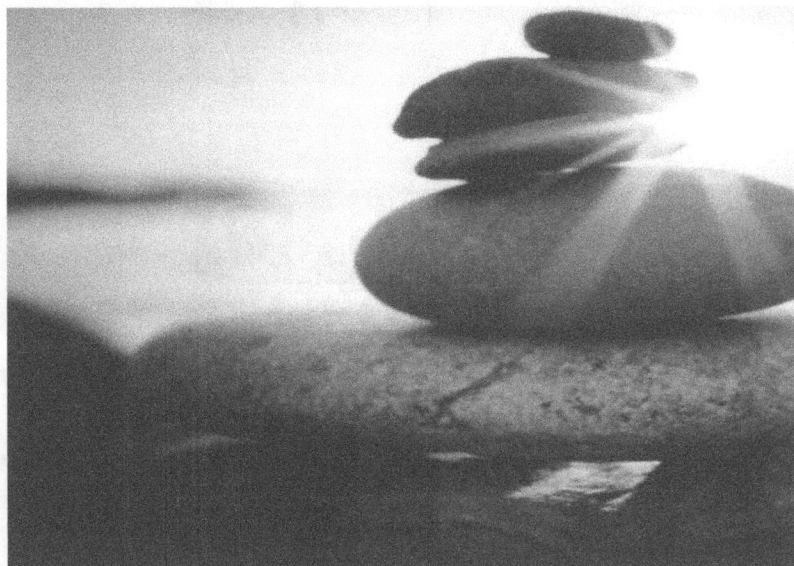

Salud y fuerza para ti y los tuyos,
Chris

MÁS DE CHRIS DÍAZ

TIENES EL
PODER
DE
CAMBIAR
TU
VIDA

GUÍA PARA VIVIR MEJOR

SALUD, MENTE & ALMA

CHRIS DÍAZ

AYUNO
INTERMITENTE
EFICIENTE

BAJAR DE PESO Y RECUPERAR TU SALUD

NUNCA FUE TAN FÁCIL

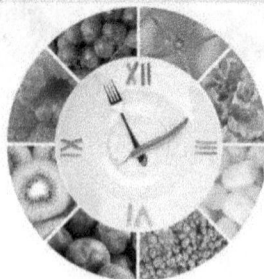

CHRIS DÍAZ

Con este código QR te suscribirás a mi lista de correo exclusiva, en la que recibirás enlaces para leer otros libros o audiolibros míos totalmente gratis, descuentos y regalos, testimonios, nuevos lanzamientos y publicaciones con claves o pasos para ayudarte mejorar tu salud de la forma más natural.

Todo lo necesario para mejorar tu salud está ahora en tus manos.

Si quieres conseguir la salud que deseas para tener la vida que mereces, puedes seguirme en Instagram, Telegram o TikTok con el nombre **natucoach**.

También puedes reservar tu asesoría personal a largo plazo o tu vídeoconsulta conmigo escribiéndome a **chnatucoach@gmail.com**.

Buena salud, mente tranquila y alma feliz para ti, que estás leyendo esto.